Praktischer Patienten Ratgeber
>>><<<

KREBSTHERAPIE
&
NATURMEDIZIN

Nebenwirkungen der konventionellen Therapie komplementär naturmedizinisch überwinden

Mehr als 200 natürliche Heilmittel
wissenschaftlich bestätigt durch mehr als 400 international anerkannte
medizinische Universitäten und Forschungseinrichtungen

Mit wissenschaftlichem Nachweis

Dr. Mark Fritz, NMD, PhD

Naturmedizinischer Sachverständiger

Die Erstausgabe dieses Patienten-Ratgebers
erfolgte in englischer Sprache
mit dem Titel

MANAGE CANCER TREATMENT SIDE EFFECTS NATURALLY

(ISBN: 978-0-692-58589-4)

...und wurde auf vielfachen Wunsch
ins Deutsche übersetzt

Herausgeber der Ratgeber ist New Medical Frontiers, Inc., Informations-und
Dokumentationszentrum für Forschung im Bereich der Naturmedizin
>>><<<
Copyright © New Medical Frontiers, Inc. 2017

ISBN-13: 978-0-692-85458-7
ISBN-10: 0692854584

Disclaimer

Alle Angaben in diesem Ratgeber dienen ausschließlich der persönlichen Information des Lesers und sind nicht dazu bestimmt, den Rat Ihres Arztes hinsichtlich Diagnose, Behandlung oder Verhinderung eines gesundheitlichen Problems zu ersetzen. Dies gilt insbesondere auch für Dosierungsempfehlungen. Beraten Sie sich mit Ihrem Arzt, um die für Sie persönlich und individuell sicherste und effektivste Dosierung zu finden. In diesem Sinne sind alle Informationen in diesem Buch keine Anleitung für eine Therapie.

Der Inhalt und alle Aussagen in diesem Buch sind nicht dazu bestimmt jegliche Art von Leiden, Befinden oder Krankheit zu diagnostizieren, therapieren, heilen oder zu verhindern.

Dr. Mark Fritz und/oder New Medical Frontiers, Inc. übernehmen keine Verantwortung welcher Art auch immer für der Gebrauch oder Missbrauch der Inhalte dieses Buches und für zitierte Aussagen Dritter. Es wird keine Garantie, welcher Art auch immer – explizit oder implizit – in Bezug auf die Informationen in diesem Buch und zitierte Aussagen Dritter gegeben. Es wird keinerlei Haftung für Schäden jedweder Art übernommen. Jeder Leser ist selbst für die Nutzung der Inhalte, die Verwendung von Heilkräutern und deren Dosierung verantwortlich. Es sollte immer vorab fachlich kompetenter Rat eingeholt werden, der die jeweilige persönliche Situation berücksichtigt.

Statt eigenem

VORWORT

„Der Arzt der Zukunft wird keine Medikamente verschreiben, sondern seine Patienten darüber aufklären, wie ihr Körper biologisch funktioniert, über gesunde Ernährung und wie man Krankheiten auf natürliche Weise erfolgreich begegnen kann."

THOMAS ALVA EDISON
(1847-1931)
Amerikas erfolgreichster Erfinder aller Zeiten

>>><<<

„Halte Dich eng an die Natur und ihre ewigen Gesetze werden Dich beschützen."

DR. MAX GERSON
(1881-1959)
U.S. Krebsspezialist
&
Leibarzt des Nobelpreisträgers
Dr. Albert Schweitzer

>>><<<

Dieser Patienten-Ratgeber folgt schließlich der Erkenntnis des antiken griechischen Arztes und Begründer der Medizin als Wissenschaft

HIPPOKRATES
(460-370 v.Chr.)

"Der Arzt behandelt, die Natur heilt."

Inhalt

Einführung

Bei Diagnose *Krebs* empfiehlt die Medizin (Onkologie) unserer Zeit üblicherweise 2 Schritte:

- Operation zur Entfernung eines sichtbaren Tumors sowie anschließend

- Chemotherapie und/oder Bestrahlung, um auf diese Weise das Tumorwachstum zu verlangsamen und so viele Krebszellen wie möglich abzutöten.

Man bezeichnet diese Form der gewissermaßen Zurückdrängung – was bei weitem keine Heilung darstellt – in der medizinischen Terminologie als *Remission.*

Unser menschlicher Körper ist natürlich-biologisch beschaffen. Indem andererseits jedoch die onkologische Therapie vielfach nicht im Einklang mit der Natur ist, entwickeln sich durch diese Inkompatibilität Nebenwirkungen. Gewissermaßen als ,Notwehr' des Körpers. Zusätzlich zu den Problemen der Krebs-Krankheit an sich.

Wird nun versucht, diesen Nebenwirkungen abermals mit chemisch-pharmazeutischen Medikamenten zu begegnen, ist der ,Teufelskreis' für den Patienten perfekt - mit oftmalig vorzeitiger Todesfolge.

Erst kürzlich hat einer Studie an der *Queensland University of Technology* in Brisbane, Australien, gezeigt, dass z.B. Autofahren unter dem Einfluss verschreibungspflichtiger Medikamente nicht weniger gefährlich ist als unter dem Einfluss illegaler Drogen. Im U.S.-amerikanischen Gesetz lautet der Begriff dafür ,Driving under Influence' (DUI).

Um diesem Schicksal zu entgehen und dennoch die Nebenwirkungen der konventionellen Krebs-Therapie zu überkommen, zeigt dieses Buch **mehr als 200 verschiedene natürliche Heilmittel und Verfahren (mit entsprechend empfohlener Dosis)** auf. Leicht les- und überschaubar unter Hinweis auf die jeweilige Art der (alphabetisch geordneten) Nebenwirkung - **komplementär** zur onkologischen Therapie.

Sämtliche der hier genannten Heilmittel sind von mehr als 400 bekannten internationalen medizinischen Universitäten und Forschungsanstalten wissenschaftlich bestätigt, welche in diesem Buch unter ,Referenzen' alphabetisch aufgelistet sind.

Da es in der Medizin jedoch grundsätzlich keine ‚Garantien' gibt – schon deshalb nicht, weil sämtliche Bewohner unseres Planeten Erde einen individuell unterschiedlichen Stoffwechsel haben – sind die hier empfohlenen natürlichen Heilmittel zwar eine große Chance, die Nebenwirkungen der onkologischen Therapie zu lindern und vielfach zu überkommen – ohne neue zu schaffen – sollten jedoch mit dem behandelnden Arzt auf den individuellen Metabolismus abgestimmt werden.

Insbesondere, als es zu Kontraindikationen mit jenen synthetisch-chemischen Medikamenten kommen kann, welche dem Patienten seitens der konventionellen Onkologie verschrieben werden. Wobei für diese Gegenanzeigen in den meisten Fällen die synthetisch-pharmazeutische Medikation verantwortlich ist und nicht die Natur mit ihren Heilmitteln.

Bleibt schließlich die Frage, welche der mehr als 200 (für rd. 30 Nebenwirkungen) empfohlenen und wissenschaftlich bestätigten Heilmittel der Patient nehmen soll? Keineswegs alle undifferenziert. Da jedoch, wie bereits erwähnt, jeder Mensch auf diesem Planeten einen eigenen, individuellen Stoffwechsel (Metabolismus) hat, ist es sinnvoll zu prüfen, welches Heilmittel speziell zu dem individuellen Stoffwechsel passt.

In diesem Sinne ist dieser **Patienten-Ratgeber** für den aufgeklärten Patienten bestimmt, der versteht, dass kein Arzt der Welt und kein synthetisches Medikament je eine Krankheit heilen kann, sondern nur der Körper selbst – ausschließlich mit Hilfe der Natur.

NEBENWIRKUNGEN

DER KONVENTIONELLEN
KREBSTHERAPIE

Der Tatsache Rechnung tragend, dass der menschliche Körper ein komplexes Öko-System ist, dessen Existenz strikt auf **Natur**gesetzen beruht, führt im Prinzip jede nicht-natürliche medizinische Therapie zu *Nebenwirkungen* in der einen oder anderen Form bzw. Intensität.

Dies gilt insbesondere für Bestrahlung und die rund 80 % der Krebspatienten verordnete Chemotherapie mit äußerst giftigen Medikamenten, um das Tumorwachstum zu verlangsamen beziehungsweise so viele der sich schnell vermehrenden Krebszellen wie möglich abzutöten.

Nachdem diese Medikamente jedoch nicht zwischen sich schnell vermehrenden Krebszellen und gesunden rasch vermehrenden Zellen im Körper unterscheiden können – wie z.B. Haarzellen oder die Zellen der Magenschleimwand - führt die Chemotherapie u.a. auch zu Haarausfall, Übelkeit und Erbrechen.

Vor allem beeinträchtigt diese konventionelle Krebstherapie in erheblichem Maße das körpereigene *Immunsystem.*

Ein starkes Immunsystem ist jedoch unverzichtbar, als Krebs – wie u.a. die *berühmte Immune Recovery Clinic* in Atlanta, USA, wissenschaftlich bestätigt – bei einem voll intakten Immunsystem nicht existieren kann.

Allerdings sollte nicht versucht werden, die Nebenwirkungen der konventionellen Krebstherapie mit Bestrahlung und Chemotherapie nicht mittels anderer chemisch-pharmazeutischer Medikamente und Verfahren zu lindern oder zu beseitigen - weil diese synthetischen Gegenmittel selbst auch Nebenwirkungen erzeugen – der sprichwörtliche *Teufelskreis.* Stattdessen sollten dazu (ausschließlich) entsprechende *natürliche* Heilmitteln und Modalitäten eingesetzt werden. Beruhend auf jahrzehnte- und jahrhundertelanger Erfahrung in der Volksmedizin sowie neuzeitlicher wissenschaftlicher Bestätigung mit folgenden Vorzügen:

- Keine oder zumindest sehr wenige Nebenwirkungen
- Ausgeprägte Sicherheit und Wirksamkeit
- Weitaus geringere Kosten als patentierte Pharmazeutika

Dies gilt in besonderem Maße für Heilkräuter aus dem Regenwald – voran dem Amazonas-Regenwald (im Volksmund als ‚größte Naturapotheke der Welt' bezeichnet). Der Autor dieses Buches hat u.a. auch dort eine Weiterbildung absolviert.

Ebenso werden in diesem Ratgeber solche Heilkräuter berücksichtigt, die seit Jahrtausenden sowohl in der *Traditionellen Chinesischen Medizin (TCM)* als auch der indischen *Ayurveda* Medizin geschätzt und erfolgreich eingesetzt sind – jeweils nach neuesten Erkenntnissen wissenschaftlich bestätigt.

Gemäß der Weltgesundheits-Organisation (WHO) beruht auch heute die Gesundheit von 80 % der Weltbevölkerung auf Heilkräutern. Vielfach verbunden mit einer Lebenserwartung von mehr als 100 Jahren – wie z.B. in den südamerikanischen Anden oder bei den Hunzas im Himalaya – um nur 2 Beispiele zu nennen.

Da bei Einnahme beider – der chemisch-pharmazeutischen Medikamente einerseits und der Heilkräuter andererseits – Wechselwirkungen auftreten können, ist es in solchen Fällen allerdings wichtig, dass Patienten ihren Arzt, welcher die Medikamente verschrieben hat, vor Einnahme der Heilkräuter konsultieren.

Wie Sie im Folgenden sehen können, sind praktisch für alle der genannten Nebenwirkungen mehrere natürliche Heilmittel/-verfahren berücksichtigt. Hier stellt sich die Frage, welche davon für den jeweiligen Patienten in seiner spezifischen Situation die ‚richtigen' sind.

Indem es darauf keine schlüssige Antwort geben kann, weil jeder Patient seinen eigenen persönlichen Stoffwechsel hat und kein Krankheitsfall zu 100 % mit einem anderen vergleichbar ist, kann nur die individuelle Erfahrung richtungsweisend sein.

Es kommt vor, dass das gleiche Heilmittel /-kraut bei verschiedenen aufgetretenen Nebenwirkungen empfohlen ist. In diesem Fall sollte die jeweilige Dosis allerdings nicht addiert werden.

Das entsprechende Heilkraut sollte ganz und nicht als Extrakt (von nur bestimmten Komponenten) konsumiert werden. Weitere, nicht medizinisch aktive Inhaltsstoffe dienen oft der Verhinderung von (neuen) Nebenwirkungen. Vorzugsweise sollten Heilkräuter als Tee eingenommen werden, weil das heiße Wasser besser die entsprechenden Komponenten des Heilkrautes aktivieren kann. Auf jeden Fall sollten Empfehlungen und Anweisungen auf der Packungsbeilage beachtet werden.

ANÄMIE

Der Blutkreislauf des menschlichen Körpers (für die lebenswichtige Versorgung sämtlicher Körperzellen mit Nährstoffen und Sauerstoff) besteht aus 2 Arten von Blutzellen: rote (99 %) und weiße (1 %).

Die roten transportieren Sauerstoff durch den Körper. Indem sie dabei dem Blut die rote Farbe geben und Kohlendioxid dem Körper entnehmen, sind die weißen Blutkörperchen der wichtigste Teil unseres Immunsystems und damit unserer Gesundheit überhaupt. Zur Abwehr von gesundheitsschädlichen Bakterien und Viren und damit von Infektionen – als Grundlage gegen Krankheiten überhaupt.

Aufgrund dessen, dass die konventionelle Krebstherapie mit Bestrahlung und Chemotherapie die roten Blutzellen für den Sauerstofftransport reduziert, wird die natürliche Selbstheilungskraft des Körpers erheblich geschädigt – die allein jedoch den Krebs besiegen könnte. Wir bezeichnen dies als *Anämie*, bekannt in der Medizingeschichte seit nicht weniger als 4000 Jahren.

Konkret sind in diesem Zusammenhang u.a. folgende potentielle Problemfelder betroffen:

- Operation
- Chronische Entzündung und medikamentöse Abwehr
- Hormon-Ungleichgewicht
- Nährstoff-Defizienzen in Form von
    - Mineralstoffen (insbesondere Eisen, auch in Kombination mit Mangan) sowie
    - Vitaminen (vor allem B-9/Folsäure, B-12 und Vitamin C)
- Medikation (insbesondere Chemotherapie und Bestrahlung), weshalb die konventionelle Krebsbehandlung besonders für Anämie verantwortlich ist.

Gemäß Forschung an der *Pennsylvania State University* ist *Müdigkeit* die hauptsächliche Nebenwirkung, gefolgt von vielen anderen Nebenwirkungen wie z.B. *Vergesslichkeit* aufgrund von Eisenmangel. Wissenschaftlich bestätigt u.a. von der *Nemours Foundation* in Jacksonville, Florida.

Zur Linderung von *Anämie* sollte man aber in jedem Fall von diesbezüglich verschreibungspflichtigen Pharmazeutika Abstand nehmen, welche zu erheblichen weiteren Nebenwirkungen führen können. So z.B. Thrombosen, insbesondere bei Krebspatienten – wissenschaftlich validiert am *New York Presbyterian Hospital* sowie am *Columbia University Medical Center*, ebenfalls New York.

Allerdings ist in diesem Fall aber auch kein ‚Multivitamin' die beste Lösung.

Vielmehr sollte man anhand einer Blutsenkung feststellen lassen, welche Mängel der Körper in Bezug auf *Anämie* aufweist. Insbesondere hinsichtlich Vitaminen (vor allem B-12, B-9?Folsäure und Vitamin C) sowie Mineralstoffen (voran Eisen, in Verbindung mit Mangan) und dem Spurenelement Selen.

Ebenso ist die Ernährung u.a. mit folgenden Lebensmitteln wichtig, um diesen natürlichen Prozess zu unterstützen:

- Äpfel
- Pflaumen
- Aprikosen
- Rosarote Weintrauben
- Spinat
- Rote Beete
- Vollkorn
- Hülsenfrüchte
- Rinderleber
- Hühnerleber
- Fisch
- Geflügel

Gerade bei Eisenmangel ist besonders zu empfehlen:

- Leber
- Mageres Rindfleisch
- Meeresfrüchte (Austern, Krabben, Muscheln, Thunfisch)
- Früchte (Feigen, getrocknete Aprikosen und Pflaumen, Rosinen)
- Gemüse (Spinat, grünes Blattgemüse, Bohnen, Avocados, Brokkoli, Erbsen, Linsen)

ANGSTZUSTÄNDE

Gemäß Forschung u.a. an der *University of Western Ontario* in Kanada ist weltweit jede 6. Person von Angstzuständen betroffen, manche lebenslang. Trotz dieser weiten Verbreitung handelt es sich jedoch – so die wissenschaftliche Erkenntnis am *Imperial College* in London - um das heute am meisten missverstandene Mental-Problem.

Verbunden mit einem weiten Spektrum an Symptomen wie Schwindelgefühl, Nervosität, Schmerzen in der Brust, Herzklopfen, Schlaflosigkeit, trockener Mund, etc.)

In besonders schweren Fällen kommt es nach Forschung an der *University of Granada* in Spanien auch zu panikartigen Anfällen, die nach Erkenntnis der *American Psychological Association* meist eine halbe Stunde, manchmal aber auch Stunden dauern.

Solche Angstzustände sind meistens auch mit Depressionen und Stress sowie affektiven Störungen verbunden, was nach Erkenntnis der *World Health Organization (WHO)* vielfach zur Grundlage *chronischer Erkrankungen* führt.

Eine ähnliche Verbindung zwischen Angstzuständen und in diesem Fall einer Schwächung des Immunsystems wurde im Rahmen der Forschungstätigkeit sowohl an der *Columbia University* sowie der *Rockefeller University,* beide ansässig in New York, entdeckt.

Was Krebs betrifft, so sind lt. umfassender Forschung am *Skane University Hospital* in Malmö, Schweden, Angstzustände insbesondere in solchen Fällen festzustellen, wenn es bei der Untersuchung von falschen, den Patienten belastenden Ergebnissen kommt.

Deshalb ist es vielfach *lebens*wichtig, eine *Zweitmeinung* einzuholen, wenn die Erstuntersuchung für den Patienten schlecht ausgefallen ist, nachdem Röntgenuntersuchungen alles andere als eine perfekte Technologie darstellen.

Vorsicht auch bei der Behandlung von Angstzuständen mit Psychopharmaka, weil diese nach wissenschaftlicher Erkenntnis der *University of Warwick* in Coventry, Großbritannien, u.a. das Risiko eines vorzeitigen (jedoch vermeidbaren) Todes in sich bergen.

Demgegenüber hat über Jahrtausende hinweg die Natur – und damit auch die indische *Ayurveda* Medizin sowie die *Traditionelle Chinesische Medizin (TCM)* – Antworten geschaffen.

Das dafür wahrscheinlich am besten geeignete Heilkraut ist – nach wissenschaftlicher Erkenntnis der amerikanischen *University of Michigan* und der indischen *CSM Medical University* -

- **Ashwagandha** (Botanischer Name: Withania somnifera)

Bekannt in der indischen *Ayurveda* Medizin seit mehr als 3000 Jahren, eignet sich dieses Heilkraut nicht nur zur Überwindung von Angstzuständen, sondern u.a. auch zur natürlichen Stärkung des Immunsystems, gegen Stress und Entzündungen, und es kann auch tumorhemmend wirken.

Empfohlene tägliche **Dosis**: 2-mal je 500 mg.

Ein anderes ausgezeichnetes Heilkraut für die Linderung von Angstzuständen ist nach Forschungserkenntnis der kanadischen *McMaster University*

- **Kamille** (Botanischer Name: Matricaria chamomilla)

Mit einer empfohlenen täglichen **Dosis** von bis zu 350 mg.

Ähnliche Forschungsergebnisse (an der amerikanischen *University of Maryland*) hat die

- **Passionsblume** (Botanischer Name: Passiflora incarnate)

erbracht.

Empfohlene tägliche **Dosis**: bis zu 4-mal je 250 mg.

Auch die arktisch-sibirische

- **Rosenwurz** (Botanischer Name: Rhodiola rosea)

hat hohe Reputation, wenn es darum geht, Angstzustände, Depressionen und Stress zu überwinden. So die Forschung an der *University of Pennsylvania* und der *Columbia University,* beide USA.

Empfohlene tägliche **Dosis:** bis zu 300 mg.

Einen ebenso ausgezeichneten Ruf zur Linderung von Angstzuständen, Depression und Gedächtnisschwäche hat die Rinde der

- **Magnolie** (Botanischer Name: Magnolia stellata)

gemäß Forschung am *Institute for Traditional Medicine* in Portland, Oregon, USA.

Empfohlene tägliche **Dosis**: 30 mg.

Ähnlich kann nach Forschungserkenntnis der *American Herbalist Guild* eine Tasse Tee aus

- **Pfefferminz** (Botanischer Name: Mentha piperita) &
- **Holunderblüten** (Botanischer Name: Sambucus nigra L.)

aufgrund ihrer antimikrobiotischen Kraft Angstzustände überwinden.

Auch

- **Ätherisches Pfefferminzöl**

vermag Angstzustände und Müdigkeit nach wissenschaftlicher Erkenntnis der *Jesuit University* in West Virginia, USA, lindern.

Ähnlich ist zur Verminderung von Angstzuständen (und Stress) die Aminosäure

- **L-Theanin**

(welche auch in **grünem Tee** enthalten ist) zu empfehlen. Beruhend auf wissenschaftlicher Bestätigung u.a. an der *Cleveland Clinic* in Cleveland, Ohio, USA, sowie der *University of Shizuoka* in Japan.

Empfohlene tägliche **Dosis**: bis zu 250 mg.

Ebenso hat das zur Familie der Pfefferpflanzen gehörige

- **Kava** (Botanischer Name: Piper methysticum)

die wissenschaftliche Untersuchung u.a. an der amerikanischen *South Dakota State University* bestanden.

Empfohlene tägliche **Dosis**: 3-mal täglich je 100 mg.

Anmerkung: Nachdem in Europa (anders als in den USA) angeblich durch den Konsum von *Kava* Leberprobleme aufgetreten sein sollen, sollten Sie mit Ihrem behandelnden Arzt besprechen, ob *Kava* an sich – und wenn ja, mit welcher Dosis – für Sie in Frage kommt.

Auch das Hormon

- **DHEA** (Dehydroepiandrosterone)

vermag bei der Linderung von Angstzuständen eine wesentliche natürliche Rolle spielen.

Beruhend auf den Forschungsergebnissen der weltberühmten amerikanischen *Yale University* sowie des *Veterans Administration National Center for Post Traumatic Stress Disorders* und des *Veterans Affairs New England Healthcare System* in West Haven, Connecticut, USA.

Empfohlene tägliche **Dosis:** 100 mg.

Ebenso gilt in diesem Zusammenhang ein

- **Vitamin B-Komplex**

als hilfreich. Unter besonderer Berücksichtigung von *Vitamin B-1*, welches Angstzustände lindern und mentale Klarheit unterstützen kann.
Beruhend auf dem Forschungsergebnis von Prof. Dr. Janet Travell an der amerikanischen *George Washington University Medical School* und Leibärztin der amerikanischen Präsidenten John F. Kennedy und Lyndon Baines Johnson im Weißen Haus von Washington.

Auf natürliche Weise beruhigend (und deshalb auch gerne als 'Valium der Natur' bezeichnet) ist *Vitamin B-3*, welches in der Bevölkerung ebenfalls höchst defizitär ist. Gleiches gilt für Vitamin B-6, Vitamin B-5 und Vitamin B-12.

Deshalb erscheint ein Vitamin-B-Komplex besonders gerechtfertigt.

Für die tägliche **Dosierung** siehe Packungsbeilage.

Ebenso wichtig ist das oft so bezeichnete ‚Stress-Mineral'

● **Magnesium**

an dem der 'moderne' Mensch unserer Zeit ebenfalls erheblich in seiner Nahrung defizitär ist – mit meistens nur der Hälfte der empfohlenen täglichen **Dosis** von bis zu 500 mg.

Wie u.a. die internationale *Kumamoto University* in Japan wissenschaftlich festgestellt hat.

Zusätzlich zu den vorgenannten natürlichen Nährstoffen empfiehlt sich

● **Körperliche Aktivität**

in sauerstoffreicher Natur, wobei das Gehirn *Endorphine* (also körpereigene ‚Glückshormone‘) produziert, welche – auf natürliche Weise - fröhlich stimmen.

Gerade weil es solche natürlichen 'Alternativen' gibt, sollte man grundsätzlich von pharmazeutischen Medikamenten oder gar illegalen Drogen aufgrund der massiven schädlichen Nebenwirkungen ablassen, welche das gleiche ‚Glück‘ versprechen.

Demgegenüber unterstützt sauerstoffreiche körperliche Aktivität von mindestens 20 Minuten täglich 4-mal die Woche den körperlichen Energiehaushalt, die Blutzirkulation sowie die Synthese von Hormonen wie Kortison, welches zum Wohlbefinden beiträgt. Wissenschaftlich nachgewiesen u.a. an der amerikanischen *University of Montana* in Missoula, Montana.

Schließlich sollte in Ihrer Therapie mit berücksichtigt werden, was u.a. am amerikanisch-militärischen *Walter Reed National Military Medical Center* als jahrhundertalte Volksweisheit wissenschaftlich bestätigt wurde:

● **Musik**

weil diese Angstzustände überwinden kann.

Welche Art von Musik? Jene, die Sie am meisten mögen. Wann und wie lange? Das bestimmen Sie selbst.

Diese Form der Therapie ist nach wissenschaftlicher Erkenntnis der *Brunel University* in Großbritannien besonders auch zur Linderung von Angstzuständen und Schmerzen vor und nach einer Operation hilfreich.

>>><<<

Siehe auch die Kapitel

DEPRESSION, STIMMUNGSSCHWANKUNGEN, STRESS

>>><<<

BLUTGERINNSEL

Blutgerinnsel sind grundsätzlich etwas Gutes, entsprechend der ökologisch-naturgesetzlichen Funktionalität unseres Körpers.

Insofern, als im Falle von Verletzungen vom Körper auf natürliche Weise eine Art Pfropfen (‚Blutgerinnsel') gebildet wird, um Blutverlust so weit wie möglich zu vermeiden. Ebenso das Eindringen von Keimen, bevor Entzündungen entstehen können.

Wenn sich allerdings in der Blutbahn aus nicht natürlichen Gründen ein Blutgerinnsel bildet und damit im Blutkreislauf die Zufuhr von lebenswichtigen Nährstoffen und Sauerstoff in die Zellen unterbunden wird, ist Lebensgefahr gegeben, indem dies zu Herzinfarkt oder Schlaganfall führen kann.

Diese Gefahr ist umso dramatischer bei Krebspatienten, welche einer Chemotherapie unterzogen werden. Indem gemäß Forschung am *Leiden University Medical Center* in Leiden, Niederlande, und dem *King's College* in London durch die Chemotherapie ein bis zu 7-fach höheres Risiko für ein Blutgerinnsel in den Beinen oder der Lunge entsteht. Dieses Risiko ist gemäß wissenschaftlicher Bestätigung durch das *Swedish Research Council* im Falle von Prostata-Krebs besonders hoch.

Dabei ist es ein vielfach suggerierter Mythos zu glauben, man könne dieses Problem mit Pharmazeutika zur Blutverdünnung beheben. Diese führen vielmehr zu erheblichen Nebenwirkungen wie z.B. Blutungen im Magen-Darm-Trakt oder Gehirn, Sichtbehinderung durch Makula-Degeneration oder Knochenbrüchen.

Wissenschaftlich nachgewiesen u.a. an der *McMaster University* und dem *St. Joseph Hospital*, beide ansässig im kanadischen Hamilton, Ontario. Dies ist auch der Grund, weshalb die amerikanische Arzneimittel-Kontrollbehörde FDA eine Warnung ausgesprochen hat.

Wie gut, dass zur Abwendung dieses Problems bereits vor mehr als 3000 Jahren in Japan

- ● *Nattokinase*

entwickelt wurde, ein Enzym, fermentiert vom Sojabohnen-Derivat *Natto*, welches Blutgerinnsel – ohne Nebenwirkungen – innerhalb weniger Stunden auflösen kann.

In unserer modernen Zeit erst vor kurzem wissenschaftlich bestätigt u.a. am *Center for Natural Medicine* in Portland im amerikanischen Bundesstaat Oregon sowie an der *University of California* in Davis.

Empfohlene tägliche **Dosis:** 1-2-mal je 100 mg.

In unserer eigenen westlichen Hemisphäre hat das Heilkraut

- *Ingwer* (Botanischer Name: Zingiber officinale)

in Form von Tee eine ausgezeichnete Reputation erlangt. So die Forschung an der *University of Michigan* und der *University of Rochester* in New York, sowie am *Royal Hospital for Women* in Sydney, Australien. Zusätzlich wissenschaftlich validiert am für Krebs berühmten *Memorial Sloan Kettering Center* in New York.

Empfohlene tägliche **Dosis:** 2-3 Tassen Tee mit bis zu 1 g gemahlenem Ingwer.

Des Weiteren ist

- *Lycopen (Lycopin)*

zu empfehlen, wissenschaftlich bestätigt u.a. durch das *Rowett Research Institute* im schottischen Aberdeen.

Empfohlene tägliche **Dosis**: 2 bis 4 Tomaten zu essen, was einem Äquivalent von bis zu 40 mg Lycopen/Lycopin entspricht.

Der gleiche Effekt sei gemäß Forschung an der amerikanischen *Tufts University* auch mit

- *Zwiebeln*

aufgrund ihrer schwefelähnlichen Moleküle erzielbar.

Auch eine tägliche Tasse

- *Kakao*

kann Blutgerinnsel und ihre dramatischen/tödlichen Auswirkungen fernhalten. So die wissenschaftliche Erkenntnis u.a. am *Southhampton General Hospital* im britischen Southhampton.

Ähnliche Ergebnisse wurden am Beltsville Human Nutrition Research Center's Phytonutrients Laboratory der *Auburn University* in Auburn, Alabama/USA mit der chinesischen

- *Wolfsbeere* (Botanischer Name: Lucium barbarum)

und

- *Paprika*

erzielt.

Gleichermaßen vorteilhaft für die Durchblutung des Gehirns ist

- *Rote Beete Saft*

gemäß Forschungsergebnissen an der *Wake Forest University* in North Carolina, USA.

Ähnlich der Effekt von

- *Nativem Olivenöl*

welches sich zur Thrombozytenaggregationshemmung eignet. So das Forschungsergebnis an der *University of Malaga* in Spanien.

Ein weiteres mediterranes Nahrungsmittel für u.a. auch diesen Zweck ist

- *Knoblauch*

gemäß wissenschaftlicher Validation u.a. am Albert Einstein College of Medicine der *Yeshiva University* in New York City, NY.

Nach wissenschaftlicher Erkenntnis des zweimaligen Nobelpreisträgers Linus Pauling, vormals auch Professor an der *Oregon State University*, ist

- *Vitamin C*

nicht nur grundsätzlich hilfreich für die Bekämpfung von Krebs, sondern auch bei der Verhinderung von Thrombosen bei einer

Dosis von 4-mal täglich 500 mg.

Gestützt auf Forschung an der weltberühmten amerikanischen *Harvard University* mit Finanzierung des amerikanischen Gesundheitsministeriums kann auch

- *Vitamin E*

Venöse Thrombembolie (VTE) verhindern.

Empfohlene tägliche **Dosis**: Bis zu 1.000 I.E.

Nach Forschung der amerikanischen *Tufts University* in Boston (mit finanzieller Unterstützung des amerikanischen Landwirtschaftsministeriums) können auch

- *Haferflocken*

Blutgerinnsel vermeiden.

Schließlich hat das *Baptist Cardiac and Vascular Institute* mit Sitz in Miami, Florida, beim *18th National Symposium on Endovascular Therapy* im Januar 2006 in Miami Beach, Florida, ein neues

- *Ultraschall Gerät*

vorgestellt, welches klein genug ist, mit einem haardünnen Draht durch die Blutgefäße zu schlüpfen und so Blutgerinnsel in Beinen und Becken auflösen kann.

CHEMO-BRAIN

Chemotherapie – so benannt von dem deutschen Chemiker Paul Ehrlich, welcher diese Therapie zu Beginn des vergangenen Jahrhunderts erfunden hat – bekämpft nicht nur Krebszellen, sondern – ohne Unterschied – alle rasch teilenden Zellen im Körper.

U.a. auch Haarzellen (deshalb massiver Haarausfall durch Chemotherapie) oder die Zellen der Magenschleimwand (dadurch Übelkeit und Erbrechen) Sowie auch Gehirnzellen – mit der Konsequenz von Vergesslichkeit und Konzentrationsmangel.

Tatsächlich verfügen gemäß Forschung an der britischen *University of Manchester* Krebspatienten, welche einer Chemotherapie unterzogen werden, über nur 10 % ihrer Gedächtnisleistung.

Ursache dafür ist – von vielen Ärzten zwar bestritten, aber seitens der *University of British Columbia* in Kanada sowie der US-amerikanischen *West Virginia University* und der amerikanischen *Radiological Society of North America* (RSNA) wissenschaftlich bestätigt – die Tatsache, dass diese hoch giftigen Krebsmedikamente die sogenannte Blut-Gehirn-Schranke durchdringen können.

Nachdem die amerikanische Arzneimittelbehörde FDA bisher kein Medikament gegen chemotherapeutisch bedingten Gedächtnisverlust genehmigt hat, wird von Krebsärzten *off –label* (zulassungsüberschreitend) solche Medikamente verschreiben, welche offiziell für ADHD (Aufmerksamkeitsdefizit-/Hyperaktivitätsstörung) eingesetzt wird. Ohne Erfolg.

Glücklicherweise gibt es allerdings einige vielversprechende Heilmittel wie z.B. das Heilkraut

- *Ginkgo* (Botanischer Name: Ginkgo biloba)

welches Gehirn und Gedächtnis unterstützt und das von der amerikanischen *Mayo Clinic* wissenschaftlich bestätigte\

- *Ginseng*

Empfohlene tägliche **Dosis: bis_zu 100 mg für Ginkgo und 2-mal bis zu 500 mg** für Ginseng.

Zusätzlich

- *Vitamin E*

mit einer empfohlenen täglichen *Dosis* von bis zu 1.000 I.E

Als weiteres gutes Heilkraut zur Linderung von Gedächtnisschwäche gilt

- *Bacopa* (Botanischer Name: Bacopa monnieri)

seit tausenden von Jahren in der indischen Naturmedizin *Ayurveda* sowie der *Traditionellen Chinesischen Medizin (TCM)* – und neuzeitlich an der australischen *University of Wollongong* wissenschaftlich bestätigt.

Empfohlene tägliche *Dosis:* 1-3-mal bis zu je 500 mg.

Des Weiteren ist gemäß Forschung am *Institut de Cancerologie de l'Ouest* in Nantes, Frankreich, sowie dem bekannten amerikanischen *Memorial Sloan Kettering Cancer Center* die Aminosäure

- *Acetyl-l-Carnitin*

zu empfehlen.

Mit einer täglichen *Dosis* von 1-2-mal je 500 mg.

Als eine weitere Aminosäure mit gutem Ruf in diesem Zusammenhang gilt

- *L-Theanin*

So das Forschungsergebnis ebenfalls am amerikanischen *Memorial Sloan Kettering Cancer Center* sowie der japanischen *University of Shizuoka*.

Empfohlene tägliche *Dosis:* 2-mal täglich je 200 mg.

- *Coenzym Q10 (Ubiquinon-10)*

als vitaminähnliches Antioxidans in Nahrungsmitteln zu finden sowie in Multivitaminen, kann ebenso gegen Gedächtnisverlust wirken – so das Forschungsergebnis an der *University of California* in Los Angeles.

Empfohlene tägliche *Dosis:* 1-2-mal je 200 mg.

Ebenfalls einen guten Ruf hat

- *Phosphatidylserin* (PS)

welches in verschiedenen Nahrungsmitteln und in verschiedener Größenordnung vorkommt (z.B. in Kartoffeln mit 1 mg per Gramm oder in Soja Lecithin mit 5900 mg per 100 Gramm).

Empfohlene tägliche **Dosis:** 100 mg.

DEHYDRATION

Indem unser Blut und unser Körpergewicht zur Hälfte aus Wasser besteht, ist es freilich für *sämtliche* Funktionen und biochemischen Reaktionen unseres Körpers unerlässlich vital – Tag und Nacht.

Jedoch ist in unserer modernen Zivilisation ein Drittel der Bevölkerung dehydriert. Ursache dafür ist unsere vielfache Bewegungsarmut, weshalb der Körper nicht ‚nach Wasser ruft‘ so wie z.B. bei der Arbeit am Feld vor der Industriellen Revolution.

Dabei ignorieren (oder missinterpretierten) wir jene Symptome der Dehydration, mit denen uns der Körper warnt. Wie z.B. leichte Kopfschmerzen, Konstipation durch zu harten Stuhl, trockene Augen, Müdigkeit, trockenen Mund, oder leichtes Schwindelgefühl.

Abgesehen davon, dass wir auch während des Schlafes dehydrieren.

Damit jedoch sind lt. Forschung u.a. an der *University of Washington* im amerikanischen Bundesstaat Washington erhebliche Gesundheitsrisiken verbunden. U.a. Dickdarm- Brust- und Harnwegskrebs.

Ebenso bleiben durch Dehydrierung pharmazeutische Medikamente unausgeschieden, was wiederum u.a. zu verringerter Nierenfunktion führen kann sowie selbst zu *Demenz* – eines der zunehmenden Gesundheitsprobleme unserer Zeit.

Diese Situation wird umso schlimmer mit pharmazeutischen Diuretika und anderen Medikamenten, welche den Wasserhaushalt unseres Körpers durcheinanderbringen.

Nicht zu übersehen, dass auch Chemo- und Bestrahlungstherapie zu Dehydration führen.

Um diesem Teufelskreis zu entrinnen, ist es gemäß Forschungsergebnis u.a. an der amerikanischen *Tufts University* wichtig, täglich 1,5 Liter stilles, vorzugsweises Quell-Wasser zu trinken sowie wasserreiche Früchte (wie z.B. Wassermelonen) und Gemüsesorten (wie z.B. Tomaten, Radieschen, Gurken, Blumenkohl und Sellerie) zu konsumieren.

DEPRESSION

Depression ist das führende Gebrechen mit 350 Millionen Fällen weltweit.

Dabei ist Depression gemäß Forschung an der kanadischen *University of Western Ontario* eng mit Angstzuständen und Stress verbunden und damit laut *World Health Organzation (WHO)* eine der führenden chronischen Krankheiten überhaupt.

Mehr noch. Insgesamt besteht ein biologisch möglicher Zusammenhang zwischen Angstzuständen, Depression, Essstörungen, gestörtes Erinnerungsvermögen, Stimmungsschwankungen, Müdigkeit und Schlaflosigkeit.

Ähnlich das Forschungsergebnis an der amerikanischen *Duke University* im amerikanischen Bundesstaat North Carolina, wonach auch zwischen Depression und *Diabetes* eine Verbindung besteht. Tatsächlich gehört es zu jenen biologischen ‚Geheimnissen‘ zu verstehen, wodurch Diabetes – so die wissenschaftliche Erkenntnis des *Beth Israel Diaconess Medical Center* sowie des *Brigham & Women's Hospital* (beide in Boston, USA) – Depressionen auslöst.

Nicht nur das, gemäß Forschung an der medizinischen Fakultät der *University of Washington* im amerikanischen Bundesstaat Washington sind beide – Diabetes und Depression – gemeinsam ein Risikofaktor für Alzheimer's und Demenz.

So gesehen ist Depression ein komplexes und kompliziertes Gesundheitsproblem, das als solches in der medizinischen Praxis gemäß Forschung an der *Catholic University* in Leuven, Belgien, vielfach übersehen – beziehungsweise falsch interpretiert - wird.

Schließlich spielt Depression auch bei rund der Hälfte aller Krebsfälle aufgrund der lebensgefährlichen Diagnose eine nicht unwesentliche Rolle.

Dennoch erhalten 3 Viertel der depressiven Krebspatienten nach wissenschaftlicher Untersuchung des amerikanischen *National Institute for Mental Health (NIMH)* in Rockville, Maryland – der weltweit größten wissenschaftlichen Institution dieser Art – keine diesbezügliche Behandlung.

Dies ist umso problematischer, als dies viele der betroffen Krebspatienten daran hindert, überhaupt eine Krebstherapie einzugehen. Was zu einem erhöhten Todesrisiko führt, wenn Depression trotz dieser

Korrelation nicht behandelt wird, so das Ergebnis einer diesbezüglichen Forschung an der *Geisel School of Medicine* in Hanover, im amerikanischen Bundesstaat New Hampshire. Gestützt wird diese wissenschaftliche Erkenntnis durch Forschung an der kanadischen *University of British Columbia*.

Doch wäre es falsch, dafür eine einzige übergeordnete Therapie zu empfehlen, vielmehr sollte jedes der Einzelprobleme gesondert behandelt werden.

Selbst wenn jedoch ein bestimmtes Heilmittel für mehrere dieser Probleme in Frage kommt, sollte man nicht die jeweilige Dosis addieren, sondern nur der Empfehlung für die größere Dosis folgen .

Allerdings ist es ein Mythos zu glauben, dass pharmazeutische Anti-Depressiva – als am dritthäufigsten verschriebene Medikation nach pharmazeutischen Schmerzmitteln und Statinen gegen Cholesterin – dieses Problem zufriedenstellend (im Einklang mit der biologischen Natur unseres Körpers) in den Griff bekommen können.

Im Gegenteil: zu diesen Anti-Depressiva sind mehr als 70 (!) gefährliche und oft langzeitliche Nebenwirkungen bekannt, welche vielfach die Situation sogar verschlimmern. Indem sie z.B. Arterien verdicken mit dem Risiko von Herzinfarkt und Schlaganfall. So das Forschungsergebnis u.a. an der *Emory University School of Medicine* in Atlanta, USA, und der *University of Queensland* in Australien.

Ein weiteres Risiko besteht in Form von Gehirnblutung gemäß Forschung an der *Western University of London* im kanadischen Ontario. So wie in einem Risiko von Geburtsdefekt lt. Forschung des *National Center on Birth Defects and Developmental Disabilities* des staatlichen U.S.-amerikanischen *Centers for Disease Control and Prevention (CDC)*.

Um diesem Teufelskreis zu entrinnen, sind ausschließlich natürliche Heilmittel und Modalitäten zu empfehlen.

Indem die meisten Fälle von Depression bei Krebspatienten stressbezogen sind, ist die erste Empfehlung

- *Körperliche Aktivität*

mit mittlerer Intensität vorzugsweise 3-5-mal wöchentlich je 45-60 Minuten. So das Forschungsergebnis am schwedischen *Karolinska Institut,* dem *Center for Mind-Body Medicine* in der amerikanischen Hauptstadt Washington und der *University of Texas,* USA.

Denn dadurch produziert das Gehirn ein eigenes körperliches Mittel –
Endorphine -, welches auf natürliche Weise Schmerzen lindert und mental
positiv stimmt.

Ein beschaulicher Spaziergang würde hingegen dieses Ziel allerdings
gemäß Forschung an der medizinischen Fakultät der amerikanischen
Boston University eher verfehlen, weil dadurch nicht ausreichend
Endorphine produziert würden.

In diesem Zusammenhang empfiehlt die *Boston University* allerdings auch

- *Yoga*

zur Anhebung der mentalen Stimmung auszuüben. Indem dies Teile des
Gehirns stimuliert und auch die biologische gehirnspezifische Substanz
Gamma-Aminobuttersäure (GABA) als Neurotransmitter produziert.
(Obwohl GABA in manchen kommerziell-pharmazeutischen Anti-
Depressiva zu finden ist, auch hier die Warnung, diese synthetischen Mittel
zu unterlassen.)

Zu den zahlreichen Risikofaktoren, welche zu Depressionen führen
können, gehört auch der körperliche Mangel an

- *Vitamin D*

Gemäß Forschung an den amerikanischen Universitäten *Oregon State
University* und der *University of Texas Southwestern Medical Center* in
Dallas. Wissenschaftlich validiert u.a. durch die amerikanische *Mayo
Clinic* und das britische *University College London*.

Tatsächlich ist Vitamin D eine der wichtigsten Vitamine überhaupt, als es
die Überlebenschance bei vielen Krankheiten deutlich erhöht – Krebs
eingeschlossen. So u.a. die wissenschaftliche Erkenntnis an der britischen
University of Edinburgh.

Um eine Defizienz dieses Vitamins, welches u.a. auch das Immunsystem
stärkt (besonders wichtig bei Krebs!) auszugleichen, empfiehlt sich
vorrangig, einen Teil des Körpers moderat der Sonne auszusetzen - egal
welchen Teil. Denn die Haut produziert durch Sonnenbestrahlung Vitamin
D. Zur Ergänzung sind Vitamin-D-reiche Lebensmittel wie Milch und Fisch
zu empfehlen.

Deshalb ist insbesondere bei Krebs zu empfehlen, den körpereigenen
Gehalt an Vitamin D durch eine Blutsenkung prüfen zu lassen.

Ebenso besonders relevant ist ein Mangel an

- **Vitamine B-9 (Folsäure) & Vitamin B-12**

welcher lt. Forschung am *Department of Psychiatry of the Hospital District of Southern Savo* in Finnland Depression verstärken kann. Daher sollte bei einer Blutsenkung auch der Gehalt an diesen beiden Vitaminen gemessen werden.

Empfohlene tägliche **Dosis**: Vitamin B-9/Folsäure 400-800 mcg / Vitamin B-12 1.000 mcg.

In Bezug auf Heilkräuter ist auch zur Linderung von Depressionen

- **Ashwagandha** (Botanischer Name: Withania somnifera)

als ein in der indischen Naturmedizin *Ayurveda* seit 3000 Jahren bekanntes Heilmittel zu raten. Neuzeitlich wissenschaftlich bestätigt durch Forschung an der japanischen *Toyama Medical and Pharmaceutical University*.

Empfohlene tägliche **Dosis:** bis zu 500 mg.

Als weiteres zu empfehlendes Heilkraut gilt die originär aus Sibirien stammende arktische

- **Rosenwurz** (Botanischer Name: Rhodiola rosea)

zur Linderung und Abwendung von Depression, Angstzuständen und Stress. Gemäß Forschung an der *University of Pennsylvania* sowie der *Columbia University* in den USA.

Empfohlene tägliche **Dosis**: bis zu 300 mg.

Ein anderer wichtiger Nährstoff mit einem positiven Effekt auf die Gehirnfunktion generell und zur Linderung von Depression im Besonderen ist

- **Omega-3**

vorzugsweise konsumiert als Fischöl. So u.a. das Ergebnis einer anglo-iranischen Forschung an der *Teheran University of Medical Sciences*.

Nicht nur das, der regelmäßige Verzehr von

Fisch

kann Depression fernhalten, so die Forschung am *The Medical College of Qingdao University* in Qingdao, China.

.Als exzellentes Beispiel dafür, wie eng Körper und Geist im ökologisch-biologischen System Mensch verbunden sind - auch zur Abwehr von Depression (und stressbedingter Probleme) - gelten

- ***Probiotika***

in Form von fermentierten Lebensmitteln wie z.B. Yoghurt gemäß Forschung am irischen *University College* in Cork.

- ***Johanniskraut*** (Botanischer Name: Hypericum perforatum)

gilt als das begehrteste Heilkraut gegen Depression in den Vereinigten Staaten.

Obschon dann nach Erkenntnissen des amerikanischen *Wake Forest Medical Center* Vorsicht empfohlen ist, wenn der Patient verschreibungspflichtige Medikamente einnimmt.

So können z.B. Herzbeschwerden einsetzen, wenn zur gleichen Zeit pharmazeutisch verordnete Medikamente gegen Bluthochdruck genommen werden. Oder auch eine unerwünschte Schwangerschaft wegen Kontraindikation mit der ‚Babypille‘.

Doch wie bereits in der ‚Einführung‘ dieses Buches angemerkt: für diese Gegenanzeigen ist die synthetisch-pharmazeutische Medikation verantwortlich – und damit die verschreibende Institution – nicht die Natur mit ihren Heilmitteln.

Empfohlene tägliche **ature *Dosis:*** bis zu 300 mg.

Eine ebenfalls exzellente Reputation zur Linderung von Depressionen (sowie Angstzuständen und Gedächtnisverlust) hat bereits seit 2.000 Jahren und neuzeitlich wissenschaftlich am *Institute for Traditional Medicine* in Portland im amerikanischen Bundesstaat Oregon validiert, die Rinde der

- ***Magnolie*** (Botanischer Name: Magnolia stellata)

Empfohlene tägliche **Dosis:** bis zu 3-mal je 30 mg.

- **Trauben-Silberkerze** (*Black Cohosh,* Botanischer Name: Actaea racemosa)

gilt ebenfalls als wertvolles Heilkraut, Depression zu lindern, beruhend auf Forschung an, u.a., der *University of Montana* in Missoula, USA.

Empfohlene tägliche **Dosis:** 2-mal bis zu je 40 mg.

Ebenso potent zur Linderung von Depression ist die Nahrungsmittelergänzung

- **S-Adenosylmethionin (SAM)**

Gemäß Forschung beruhend auf einem klinischen Versuch durch die *University of Queensland* in Australien.

Empfohlene tägliche **Dosis:** bis zu 1,600 mg.

Des weiteren zeigt die Forschung der *Plant & Food Research* in Auckland, Neuseeland, gemeinsam mit der britischen *Northumbria University,* dass

- **Schwarze Johannisbeeren**

(zumindest die in Neuseeland wachsende Art) Aufmerksamkeit und Gemütslage stärken und daher auch gegen Depressionen empfohlen werden.

Schließlich nicht zu übergehen jene jahrhundertealte natürliche Therapie, welche auch neuzeitlich wissenschaftlich bestätigt ist – so z.B. vom amerikanischen *Walter Reed National Military Medical Center:*

- **Musik**

Welche Art von Musik? Jene, die dem Patient am besten gefällt. Wann und wie lange? Auch das nach Wunsch des Patienten.

Diese persönlich angewandte Therapie ist nicht nur bei Depressionen hilfreich, sondern auch gegen Angstzustände und selbst gegen Schmerzen im Zusammenhang mit Operationen. Wissenschaftlich validiert u.a. an der britischen *Brunel University.*

Die wahrscheinlich aber innovativste wissenschaftliche Erkenntnis zur Verhinderung bzw. Liderung von Depression kommt von der spanischen *University of Las Palmas* hinsichtlich

- ***Mediterraner Ernährung***

ENERGIEVERLUST

Gemäß des amerikanischen *Institute for Cancer Research* in New York ist zum Ausgleich von Energieverlust

- *Vitamin A*

eine ausgezeichnete Wahl, mit einer empfohlenen täglichen **Dosis** von bis zu 10.000 I.E.

Ebenso wird

- *Vitamin B-12*

als Ergebnis der medizinisch sehr bekannten amerikanischen *Framingham Heart Study* in Framingham, Massachusetts, empfohlen.

Mit einer täglichen **Dosis** von bis zu 1.000 mcg; entweder als Nahrungsergänzungsmittel oder durch Konsum von Rindfleisch.

Zur Energiezufuhr (und Vermeidung von Muskelschwund) kann

- *Alpha Liponsäure*

Hilfreich sein, so die Forschungsergebnisse seit Mitte des vergangenen Jahrhunderts an, u.a., der amerikanischen *University of Texas* in Austin, Texas.

Empfohlene **Dosis:** 2-mal täglich je 300 mg.

Ein anderer gewissermaßen 'revolutionärer' Nährstoff ist

- *Procain HCI*

als Mischung verschiedener Moleküle und B-Vitamine. Entdeckt von französischen Wissenschaftlern und weiterentwickelt durch die rumänische Ärztin Ana Aslan, eignet sich dieser Nährstoff für die Unterstützung des Energiehaushalts, ebenso zur Zellentgiftung sowie als mentale Stärkung.

Betreffend tägliche **Dosis** siehe Beipackzettel.

ENTZÜNDUNGEN

Entzündungen sind im übertragenen Sinne mit der Weltpolitik vergleichbar: als Kampf gegen geschädigte Zellen und Krankheitserreger, gefolgt von einem Heilungsprozess. In diesem Sinne sind Entzündungen die erste Verteidigung und Stütze des Immunsystems gegen Infektionen.

Und indem unser Körper ein eng verflochtenes System ist, kann sich jede Zelle desselben entzünden.

Dies gilt im besonderen Maße für Krebs, wie der deutsche Pathologe Rudolf Virchow bereits vor 150 Jahren entdeckte und der deshalb Krebs als eine ‚nicht heilende Wunde‘ bezeichnete.

Gemäß einer jüngsten Studie der amerikanischen *Arizona State University* können Entzündungen eine wesentliche Ursache für Metastasen bei Darmkrebs sein.

Bei konventionell-onkologischer Krebsbehandlung ist das Entstehen von Entzündungen umso größer, als die Chemotherapeutika die giftigsten Medikamente überhaupt sind, die es auf dem pharmazeutischen Markt gibt – vergleichbar in der Gefährlichkeit auch mit Bestrahlung.

Schizophrenerweise jedoch können nicht nur Chemotherapie und Bestrahlung Entzündungen hervorrufen, sondern auch bereits bestehende Entzündungen können Krebs auslösen. So das Forschungsergebnis am Charles F. Schmidt College für Medizin der *Florida Atlantic University*. Wissenschaftlich bestätigt durch das zum amerikanischen Gesundheitsministerium gehörende *National Cancer Institute* und das *National Center for Research Resources of the National Institutes of Health*.

Dadurch jedoch, dass *Entzündungen* und *Schmerzen* aus biochemischer Sicht sehr stark verbunden sind, eignen sich auch die im Kapitel **SCHMERZEN** empfohlenen Heilkräuter entsprechend auch gegen Entzündung. Diese sind (alphabetisch gereiht):

- *Aloe Vera* (Botanischer Name: Aloe vera)
- *Amor Seco* (Botanischer Name: Desmodium adscendens)
- *Anamu* (Botanischer Name: Petiveria alliacea)
- *Andiroba* (Botanischer Name: Carapa guianensis)
- *Arnica* (Botanischer Name: Arnica Montana)

- *Catuaba* (Botanischer Name: Erythroxylum catuaba)
- *Chuchuhuasi* (Botanischer Name: Maytenus krukovii)
- *Afrikanische Teufelskralle* (Botanischer Name: Harpagophytum procumbens)
- *Ingwer* (Botanischer Name: Zingiber officinalis)
- *Suma* (Botanischer Name: Pfaffia paniculata)
- *Tayuya* (Botanischer Name: Cayaponia tayuya)
- *Willow* (Botanischer Name: Salix alba)

Das gleiche gilt für das mit Ingwer verwandte Heilkraut

- *Kurkumin* (Botanischer Name: Curcuma longa)

Mit einer 4.000 Jahre alten Tradition in der indischen *Ayurveda* (Natur-) Medizin sowie der *Traditionellen l Chinesischen Medizin (TCM)* zur Bekämpfung von Entzündungen. Neuzeitlich wissenschaftlich bestätigt u.a. von der amerikanischen *University of Maryland,* der israelischen *Tel Aviv University'*s School of Public Health und dem berühmten amerikanischen *Memorial Sloan Kettering Cancer Center* in New York.

Empfohlene *Dosis:* bis zu 800 mg 2-mal täglich.

Ebenso ist der 'biblische'

- *Weihrauch* (Botanischer Name: Boswellia serrata)

auch *Frankincense* in der indischen *Ayurveda (Natur-)*Medizin bezeichnet, gegen Entzündungen sehr hilfreich. Wissenschaftlich bestätigt u.a. an der amerikanischen *Long Island University* sowie am berühmten *Memorial Sloan Kettering Cancer Center,* beide New York.

Empfohlene *Dosis:* 2-3-mal täglich je 500 mg

- *Ashwagandha* (Botanischer Name: Withania somnifera)

ist ein weiteres wichtiges Heilkraut mit entzündungshemmender Wirkung. Gemäß Forschung an der amerikanischen *University of Michigan* und der *CSM Medical University* in Indien – letztere als Heimat der *Ayurveda* (Natur-)Medizin. Wissenschaftlich bestätigt nicht zuletzt durch das weltbekannte *Memorial Sloan Kettering Cancer Center* in New York.

Empfohlene *Dosis:* 2-mal täglich je 500 mg.

Ebenso potent ist

- **Salbei** (Botanischer Name: Salvia officinalis)

gemäß Forschung an der amerikanischen *Metropolitan State University* in Denver, Colorado.

Empfohlene tägliche **Dosis:** 150 mg.

Ähnlich positive Ergebnisse wurden mit

- **Ginkgo** (Botanischer Name: Ginkgo biloba)

lt. Forschung an der britischen *Glasgow Caledonian University* erzielt. Auch dies u.a. am renommierten *Memorial Sloan Kettering Cancer Center* wissenschaftlich bestätigt.

Empfohlene **Dosis:** 2-mal täglich je 60 mg.

Auch

- **Ginseng** (Botanischer Name: Panax ginseng)

hat eine exzellente Reputation zur Entzündungshemmung. Nicht nur in der traditionellen asiatischen Medizin, sondern auch von der westlichen Wissenschaft u.a. an der *University of Hong Kong* bestätigt.

Empfohlene tägliche **Dosis:** bis zu 250 mg.

WEITERE NÄHRSTOFFE

- **Resveratrol**

ist als Polyphenol in verschiedenen Pflanzen wie z.B. in Beeren und roten Weintrauben al seine Art 'Immunitätsschranke' enthalten zur Abwehr von Bakterien und Pilzbefall.

Nicht zuletzt ist es gemäß wissenschaftlicher Bestätigung an der amerikanischen *University of Buffalo* sowie der britischen *University of Glasgow* und der *University of Singapore* als ausgezeichnetes natürliches entzündungshemmendes Mittel bei Krebs.

Deshalb ist gerade bei Krebs empfehlenswert, diese Pflanzen in Form von Obst bzw. deren Derivate (insbesondere Rotwein) im Sinne der Entzündungshemmung zu konsumieren.

Ebenso wird der Saft einer anderen exotischen Beere gegen Entzündungen (und Schmerzen) gerade auch bei Krebs empfohlen –

- *Acai*

Insofern als 'Verwandte' der roten Weintrauben bzw. des Rotweins, als ihre entzündungshemmende Kraft auf Pigmenten („Anthocyanine') beruht, die auch im Rotwein vorkommen.

Wissenschaftlich bestätigt u.a. an der amerikanischen *University of Arkansas*, dem *Shanghai Institute of Pharmaceutical Industry* der *AIBMR Life Science, Inc.* in Seattle, US-Bundesstaat Washington.

Auch der Saft des an Polyphenol und Antioxidantien reichen

- *Granatapfels* (Botanischer Name: Punica granata)

hat sich als hilfreich gegen Entzündungen erwiesen. So das amerikanische Forschungsergebnis an der *University of South Carolina* und *Case Western Reserve University* in Cleveland, Ohio. Mit wissenschaftlicher Bestätigung u.a. auch am namhaften amerikanischen *Memorial Sloan Kettering Cancer Center*.

Empfohlene tägliche **Dosis:** 1 Esslöffel.

- *Sauerkirschen* (Botanischer Name: Prunus cerasus)

können ebenfalls gegen chronische Entzündungen wirken, gemäß amerikanischer Forschung an der *Oregon Health & Science University*, dem *Baylor Research Institute* (für Mediziner) in Dallas, Texas, und der *University of Pennsylvania*.

Empfohlene **Dosis:** bis zu 3-mal täglich je 250 mg.

Ähnlich positive Ergebnisse wurden erzielt mit

- *Pycnogenol*

der Rinde eines im französischen Mittelmeerraum wachsenden Nadelbaumes. Wissenschaftlich bestätigt u.a. vom italienischen *Research Institute on Food and Nutrition* in Rom.

Empfohlene **Dosis:** bis zu 2-mal täglich je 100 mg.

Ein weiteres exotisches Heilmittel gegen Entzündungen sowie zur Unterstützung des Immunsystems - wissenschaftlich durch das amerikanische *Sutter Center for Integrative Health* in Davis, Kalifornien bestätigt - ist der chinesische Speisepilz

- **Reishi**

Mit einer empfohlenen **Dosis** von 2-mal täglich je 600 mg.

Gleiches gilt für

- **Coenzym Q10**

mit einer empfohlenen **Dosis** von bis zu 2-mal täglich je 200 mg.

Ebenso hat

- **Mediterrane Ernährung**

eine entzündungshemmende Wirkung, wie die medizinische Forschung an folgenden Institutionen ergab: der *University of Cordoba* sowie dem angeschlossenen *Hospital Universitario Reina Sofia de Cordoba* in Spanien, als auch der *University of Pennsylvania* und dem *Monell Chemical Senses Center, beide* in Philadelphia, US-BundesstaatPennsylvania. Unter besonderer Berücksichtigung von

- **Olivenöl**

gewissermaßen als Grundkomponente der mediterranen Ernährung.

Zu einem ähnlichen Schluss kam die *University School of Public Health* im amerikanischen Bundestaat Indiana bezüglich

- **Magnesium**

Empfohlene tägliche **Dosis:** bis zu 500 mg.

Gemäß neuester Forschung am amerikanischen *Fred Hutchinson Cancer Research Center*, und wissenschaftlich bestätigt an der amerikanischen *Mayo Clinic*, kann **Gewichtsabnahme** durch **gesunde Ernährung** **u**nd **Bewegung**, in Verbindung mit

- ***Vitamin D*** (empfohlene **Dosis:** 2.000 I.E.)

Entzündungen besser reduzieren als Gewichtsabnahme allein.

Wissenschaftlich bestätigt wurde dies auch an der amerikanischen *University of Missouri*, dem *Kings's College* in London, sowie an der deutschen *University of Bonn.*

Ein anderes wichtiges Vitamin zur Entzündungshemmung ist

- ***Vitamin K1***

vorzugsweise von Gemüse wie Erbsen, Sellerie, Karotten, sonnengetrockneten Tomaten sowie Brombeeren, Heidelbeeren und Maulbeeren, etc.

Empfohlene tägliche **Dosis:** 100 mcg.

Als exotisch neues Heilmittel gegen chronische Entzündung gilt die in Neuseeland beheimatete

- ***Grünlippmuschel*** (Wissenschaftlicher Name: Perna canaliculus)

gemäß Forschung der *RMIT University* in Melbourne, Australien.

Empfohlene tägliche **Dosis:** 500 mg.

Eine weitere ermutigende Studie stammt vom bekannten *Fred Hutchinson Cancer Research Center* in Kooperation mit der ebenfalls im US-Bundesstaat Washington angesiedelten *University of Washington,* wonach eine Kombination von

- ***Fischöl***
- ***Glucosamin***
  und
- ***Chondroitin***

ein entzündungshemmendes Potential besitzt.

Der Vorteil der Entzündungshemmung durch meeresspezifische

- *Omega-3*

Fettsäuren **EPA** (Eicosapentanoische Säure) und **DHA** (Docosahexaenoische Säure) wurde wissenschaftlich an der amerikanischen *University of California* in San Diego, Kalifornien, der australischen *University of Newcastle* in Callaghan, sowie der *Zhejiang University* in Hangzhou, China, bestätigt.

Empfohlene tägliche **Dosis:** 1.000 mg.

Aber auch eine

- *Nahrung reich an Milchprodukten*

kann gegen Entzündungen helfen, so die Forschung an der amerikanischen *University of Tennessee*.

Ebenso

- *Spargel* (Botanischer Name: Asparagus officinalis)

Nicht nur als Antioxidans zur Unterstützung unseres biologischen Systems und als ‚Super Food' gegen chronische Krankheiten einschließlich Krebs. Auch gegen Entzündungen. Gemäß Forschung an der *University of California* in Los Angeles.

GEDÄCHTNISSTÖRUNG

Es gibt viele Ursachen für Gedächtnisschwäche wie z.B. Alzheimer's und Demenz. In diesem krebsorientierten Ratgeber soll allerdings auf die direkten und indirekten Konsequenzen der konventionell-onkologischen Therapie abgehoben werden, welche bis zu 10 Jahre nach Beendigung der Behandlung wirksam sein können.

Wobei insbesondere die extrem giftigen Medikamente der Chemotherapie von Relevanz sind, welche massive Nebenwirkungen hervorrufen können wie u.a. Gedächtnisverlust und sogenannte Gedächtnisvernebelung (siehe auch das Kapitel **CHEMO BRAIN**) hervorrufen können.
Wissenschaftlich u.a. an der amerikanischen *University of California* in Los Angeles (*UCLA*) und der *Trent University* in Canada bestätigt.

Bedauerlicherweise ist diesbezüglich jedoch keine Besserung in Sicht, wie u.a. dem an der Universität Bremen im Auftrag der deutschen *Techniker Krankenkasse* erarbeiteten ‚Innovationsreport 2016' zu entnehmen ist.

Im Gegenteil, eine neu entwickelte Klasse von Medikamenten genannt *BET Inhibitors* können gemäß wissenschaftlicher Bestätigung durch die renommierte amerikanische *Rockefeller University* in New York City zu Gedächtnisverlust führen.

Gedächtnisschwäche kann im Übrigen durch therapiebedingte Mangelernährung verstärkt werden, z.B. durch eine Defizienz an

- *Vitamin B-12*

was zu 'Chemo Brain', Schwindelgefühl oder Verwirrung führen kann. So das entsprechende Forschungsergebnis u.a. an der namhaften amerikanischen *Harvard University*, der *University of Michigan*, USA, und der *Australian National University*.

In diesem Fall wäre gemäß Forschung am amerikanischen *Boston VA Hospital* ein Vitamin- B-Komplex mit

- *Vitamin B-2, B-6 & B-9 (Folsäure)*

gemeinsam mit Vitamin B-12 ratsam.

Auch eine Defizienz an

- ***Vitamin D***

kann zu Gedächtnisproblemen führen, wie viele Forschungsarbeiten – u.a. an der amerikanischen *Harvard University* und der britischen *University of Exeter, Peninsula Medical School* - zeigen.

In der Tat ist Vitamin D ein ‚Wundermittel' der Natur für unsere Gesundheit von Kopf bis Fuß, wie u.a. die bereits oft zitierte amerikanische *Harvard University* wissenschaftlich bestätigte. Nicht genug, Vitamin D kann nach jüngster Forschung der *University of Edinburgh* und des *Western General Hospital* in Großbritannien die Überlebenschance von Darmkrebspatienten erhöhen.

Wie bereits mehrfach in diesem Ratgeber betont, ist die Defizienz von Vitamin D nicht nur eine Frage von Mangelernährung, sondern auch eines Mangels an Sonne. (Wenn die Sonne – an welcher Stelle unseres Körpers auch immer – auf unsere Haut trifft, produziert diese Vitamin D.)

In diesem Zusammenhang sollten wir auch dem oft gehörten Mythos entsagen, dass die Aufnahme von mehr als 400 I.E. an Vitamin D für unsere Gesundheit schädlich sei. Tatsächlich sind nach jüngster Forschung u.a. an der *Calgary University* in Canada sowie der US-amerikanischen *Boston University* Medical School bis zu 20.000 I.E. Vitamin D unbedenklich. Dies sollte man insbesondere in dem Licht sehen, dass ein wiederkehrender Krebs vielfach eine Vitamin D Defizienz zur Ursache hat.

Hinsichtlich biologisch relevanter *Mineralien* ist nach Forschung an der renommierten amerikanischen *Yale University*

- ***Magnesium***

die beste Wahl zur Abwendung von Gedächtnisverlust. Dies ist nicht nur seit Mitte des vergangenen Jahrhunderts an sich bekannt, sondern wurde neuerdings an der *Yale University* wissenschaftlich bestätigt.

Empfohlene ***Dosis:*** bis zu 4-mal täglich je 400 mg.

- ***Phosphatidylserin (PS)***

als Phospholipid-Membran-Komponente ist nach Forschung u.a. am *New York University* Langone Medical Center, der ebenso bekannten amerikanischen *Johns Hopkins University* sowie vieler anderer medizinischer Institutionen ein Schlüsselelement in vielfacher Weise, um Gedächtnisprobleme zu managen.

Empfohlene tägliche **Dosis:** 100 mg.

Ein weiteres sehr potentes natürliches Mittel, um mentale Aufmerksamkeit und das Gedächtnis zu stützen ist

● **Pycnogenol**

als Rindenextrakt eines Nadelbaums von der französischen Mittelmeerküste.

Indem es der Mikrozirkulation im Gehirn und damit allen damit zusammenhängenden biologischen Prozessen dient. Wissenschaftlich nachgewiesen u.a. durch die *Chieti-Pescara University* in Italien und der *Swinburne University* in Melbourne, Australien.

Dabei sollte es - gemäß Forschung an der *University of California* in Los Angeles (*UCLA*) sowie der Schweizer *University of Basel* - täglich oral eingenommen werden. Wissenschaftlich bestätigt auch an der *University of Tokyo* und dem *Memorial Sloan Kettering Cancer Center* in New York.

Nach Erkenntnis dieser Forschungseinrichtungen hilft auch

● **Grüner Tee** (Botanischer Name: Camellia sinensis)

zur Unterstützung des Denkvermögens, Konzentration und Lernfähigkeit – basierend auf der Aminosäure L-Theanin, welche sich nur im grünen Tee findet und natürliche biologische Vorgänge im Gehirn steuert.

Ähnlich wie bei grünem Tee ist auch der Effekt von 2 Tassen (organischen)

● **Kakao** (Botanischer Name: Theobroma cacao)

wissenschaftlich bestätigt u.a. vom *Columbia University* Medical Center und der *New York University*.

Ebenso hilfreich hat sich nach Forschung der britischen *Human Cognitive Neuroscience Unit* an der *University of Northumbria*

- *Zitronenmelisse* (Botanischer Name: Melissa officinalis)

zur Unterstützung der mentalen Aufmerksamkeit erwiesen .

Empfohlene tägliche *Dosis:* 600 mg.

Ein weiteres hilfreiches Heilkraut gemäß Forschung der *University of Wollongong* in Australien, historisch seit Jahrtausenden in der indischen *Ayurveda* (Natur-)Medizin sowie in der *Traditional Chinese Medicine* (TCM) eingesetzt, ist

- *Bacopa* (Botanischer Name: Bacopa monnieri)

Empfohlene *Dosis:* bis zu 3-mal täglich je 500 mg.

Ebenso ist zur Überwindung kognitiven Abbaus bzw. neurologischer Probleme seit 3000 Jahren in der indischen *Ayurveda* Medizin das Heilkraut

- *Ashwagandha* (Botanischer Name: Withania somnifera)

bekannt und neuzeitlich wissenschaftlich bestätigt u.a. von der amerikanischen *University of Michigan* sowie der *CSM Medical University* in Indien.

Darüber hinaus wissenschaftlich validiert u.a. vom *Memorial Sloan Kettering Cancer Center* in New York sowie dem *Indian Defence Institute of Physiology and Allied Sciences* und der *Jamaica Hamdard University,* die beiden letztgenannten Institutionen beheimatet in Indiens Hauptstadt Delhi.

Empfohlene *Dosis:* 2-mal täglich je 500 mg.

Eine neue und gewissermaßen 'revolutionäre' Erkenntnis betrifft

- *Kurkumin* (Botanischer Name: Curcuma longa)

Diese Wurzel Ingwer-Pflanzenfamilie, welche dem Curry die gelbe Farbe verleiht, stellt eine enorme Kraft zur Unterstützung des Erinnerungsvermögens dar, wie die Forschung am *Monash Asia Institute of Monash University* in Melbourne, Australien, ergab. Wissenschaftlich bestätigt u.a. vom bekannten *Memorial Sloan Kettering Cancer Center* in New York.

Tatsächlich hat die Forschung wissenschaftlich das bestätigt, was die über 1 Milliarde köpfige Bevölkerung Indiens seit Generationen praktiziert: indem sie pro Kopf weltweit die höchste Dosis an Kurkumin konsumiert, hat sie den niedrigsten kognitiven Abbau auf diesem Planeten.

Das gleiche trifft zu auf

- *Kurkumin* (Botanischer Name: Curcuma longa)

das gelbe Pigment in der Wurzel der Turmeric Pflanze, welche – wie bereits erwähnt - in Indiens Naturmedizin *Ayurveda* seit Jahrtausenden eingesetzt wird.

Neuzeitlich wissenschaftlich validiert u.a. von der amerikanischen *University of Colorado*, der *Swinburne University of Technology* in Melbourne, Australien, und der *Selcuk University* in der Türkei.

Eine exzellente Reputation zum Abbau von Angstzuständen, Depression und Gedächtnisstörungen ist die Rinde vom Baum der

- *Magnolie* (Botanischer Name: Magnolia stellata)

gemäß Forschung am amerikanischen *Institute for Traditional Medicine* in Portland, Oregon.

Empfohlene tägliche *Dosis:* 30 mg.

Ein weiterer 'revolutionäres' Heilmittel ist

- *Procain HCl*

eine Mischung bestimmter Moleküle und B-Vitamine, entwickelt von französischen Wissenschaftlern und verfeinert durch die rumänische Ärztin Dr. Ana Aslan u.a. zur Unterstützung des Gedächtnisses sowie zur Zell-Entgiftung und - Anhebung der mentalen Stimmung.

Bezüglich *Dosis* siehe Beipackzettel.

Ein wichtiges Heilkraut in China, wo es auch an der dortigen *Weifang Medical University* wissenschaftlich erforscht wurde, ist

- *Ginkgo* (Botanischer Name: Ginkgo biloba)

welches mittlerweile aber weltweit zu finden ist. Wissenschaftlich bestätigt u.a. am renommierten amerikanischen *Memorial Sloan Kettering Cancer Center* in New York zur Unterstützung der **kognitiven Fähigkeit** und des Gehirns generell.

In diesem Zusammenhang sind auch die beiden bedeutendsten Heilkräuter aus dem Regenwald zur Unterstützung der Funktionsfähigkeit des Gehirns zu erwähnen:

● **Guarana** (Botanischer Name: *Paullinia cupana)*

Gemäß jahrhundertalter traditioneller Erfahrung sind Samen und Früchte dieses in Brasilien beheimateten Busches erfolgreich zur Anhebung der Gedächtnisleistung verwendet worden.

Forschungsmäßig in Europa bereits in den 1940-er Jahren in Frankreich und Deutschland erfasst und in jüngster Zeit wissenschaftlich bestätigt u.a. von den brasilianischen Staatsuniversitäten *Universidad Federal da Paraiba* und der *Universidad Federal de Sao Paulo,* sowie vom bekannten *Memorial Sloan Kettering Cancer Center* in New York.

Heute wird dieses Heilkraut in den USA hauptsächlich zur Anhebung der mentalen Aufmerksamkeit eingesetzt.

● **Samambaia** (Botanischer Name: *Polypodium decumanum*)

gilt als das zweite besonders wichtige Heilkraut aus dem Amazonas-Regenwald, wo es von der einheimischen Bevölkerung gegen verschiedene Gesundheitsprobleme genutzt wird. Wissenschaftlich validiert u.a. von der spanischen *Camilo Jose Cela University* zum Schutz der Gehirnzellen.

An dieser Stelle sei jedoch nochmals betont: bei der Nutzung von Heilkräutern ist es wichtig, bei Möglichkeit stets das ganz Heilkraut zu berücksichtigen und nicht nur ein ‚Extrakt'. Um dies zu gewährleisten, ist es am besten, das betreffende Heilkraut in Teeform oder als Kräuterabsud zu konsumieren.

Zusätzlich zu den vorgenannten Heilkräutern gibt es auch hilfreiche Nährstoffe in unserer täglichen Ernährung wie z.B.

● **Blau-/Schwarz-/Erdbeeren**

Indem diese Beeren neuroaktive Substanzen enthalten mit einer sehr positive Wirkung auf die Gedächtnisleistung. Gestützt auf die wissenschaftliche Erkenntnis in den USA u.a. der *Harvard Medical School, Brigham & Women's Hospital,* sowie dem USDA Agricultural Research Service's Human Nutrition Research Center an der *Tufts University.*

Nicht nur das. Die in den Beeren ebenfalls enthaltene Ellagsäure hilft bei der Entgiftung verschiedener Krebserreger, gewissermaßen als Waffe gegen eine Wiederkehr des Krebses.

So die Forschung u.a. an der amerikanischen *Ohio State University* in Columbus, Ohio, sowie an der ebenfalls amerikanischen *University of Georgia* in Athens, Georgia (wo der Autor dieses Ratgebers selbst gelehrt und geforscht hat).

Auch

- ***Schwarze Johannisbeeren***

(zumindest jene, die in Neuseeland wachsen) verbessern die mentale Aufmerksamkeit gemäß Forschung von *New Zealand Plant & Food Research*, in Kooperation mit der britischen *Northumbria University.*

Das gleiche gilt auch für andere bestimmte Nahrungsmittel wie z.B. gedünsteter oder gegrillter (jedoch nicht panierter!)

- ***Fisch***

zumindest einmal in der Woche, weil er **DHA/EPA** als eine Form der **Omega-3** Fettsäuren enthält. So die Forschung u.a. an der amerikanischen *University of California* in Los Angeles *(UCLA)* und der ebenfalls amerikanischen *University of Pittsburgh* School of Medicine. Eine noch bessere Quelle für Omega-3 aus dem Meer ist das Öl von **Krill** (eine krabbenähnliche Kreatur aus dem Antarktischen Meer.)

Nicht zu vergessen in diesem Zusammenhang unsere

- ***Walnüsse***

welche nach Forschung u.a. des *New York State Institute for Basic Research in Developmental Disabilities* die kognitive Funktionsfähigkeit erhöht.

Vorteilhaft für die kognitive Funktionsfähigkeit und Durchblutung des Gehirns ist auch

- **Rote Beete Saft**

gemäß wissenschaftlicher Erkenntnis der amerikanischen *Wake Forest University* in North Carolina.

Generell ist bei der Frage nach der wohl besten (gesündesten) Form der Ernährung zur Unterstützung des Denkvermögens an

- **Mediterrane Kost**

zu denken. U.a. aufgrund seines relativ hohen Anteils an **DHA/EPA Omega-3** Fettsäuren. Hinreichend wissenschaftlich bestätigt u.a.in den USA an der *Johns Hopkins University,* der *Harvard University,* der *University of Alabama* in Birmingham, Alabama, und der *Mayo Clinic;* sowie an der griechischen *University of Athens.*

Hinzu kommt der reichen Gehalt an gesundheitlich relevanten **organischen** Nährstoffen wie u.a. **Sesamsamen, Fisch, pflanzlicher Nahrung (**wie Früchten, Gemüse, Nüssen, Bohnen und anderen Hülsenfrüchten) - und insbesondere **Olivenöl.**

Letzteres ist wohl der wichtigste Bestandteil der Mediterranen Küche, wenn es nicht nur um eine gesunde Denkfähigkeit geht, sondern auch darum, das Risiko von **Brustkrebs** zu verringern. So die wissenschaftliche Erkenntnis sowohl zweier deutsche Universitäten (*Goethe University* in Frankfurt und *Technical University of Darmstadt)* sowie u.a. auch der *Columbia University* in New York.

In diesem Zusammenhang sollten wir auch 2 weitere natürliche Substanzen nicht übersehen, die sich u.a. in Blau- und Erdbeeren finden sowie in der Haut blauer Trauben – und schließlich im Rotwein:

- **Resveratrol**

das einen positive Effekt auf einen Teil des Gehirns hat (den sogenannten *Hippocampus).* der insbesondere für das Gedächtnis, die Gemütslage sowie die Lernfähigkeit wichtig ist. Unterstützt wird dieses Faktum u.a. auch vom amerikanischen Gesundheitsministerium (National Institutes of Health), beruhend auf amerikanischer Forschung u.a. an der *Case Western Reserve University* sowie dem *Texas A&M Health Science Center College of Medicine.*

Nicht nur das. Gemäß Forschung am *University of Colorado Cancer Center* in Denver, US-Bundesstaat Colorado, hat *Resveratrol* potentiell die biochemische Kraft, das Wiederauftreten von Krebs zu verhindern.

Das gleiche gilt für die andere Substanz, die sich ebenfalls als natürliche Komponente in roten Trauben und Rotwein findet:

- **Pterostilbene**

Beide Substanzen sind diesbezüglich wissenschaftlich u.a. auch von der *University of Miami* School of Medicine bestätigt.

Deshalb werden diese 'Wunderdrogen' der Natur al seine Art *Jungbrunnen* an verschiedenen Stellen dieses Ratgebers genannt.

Zusätzlich zu diesen Nährstoffen ist auch

- **Körperliche Aktivität**

regelmäßig in frischer Luft und mindestens 5-mal pro Woche für zumindest je eine halbe Stunde empfehlenswert. Diese verstärkte Durchblutung des Gehirns bei gleichzeitig erhöhter Zufuhr an Sauerstoff nützt der Funktionstüchtigkeit des Gehirns umgehend mit gleichzeitig verbessertem Erinnerungsvermögen.

Dies wurde wissenschaftlich in den USA bestätigt u.a. vom *Rush University Medical Center* in Chicago, der *University of Kansas Medical Center*, und dem *University of Texas Südwestern Medical Center* in Dallas. Sowie kürzlich auch nochmals an der *University of Tsukuba* in Japan.

Ein ähnliches Ergebnis hat die berühmte seit 1948 aktive Langzeit-Studie in der Stadt Framingham im US-Bundesstaat Massachusetts erbracht. Unter der wissenschaftlichen Leitung der namhaften *Harvard University* sowie dem *Brigham & Women's Hospital,* beide in Boston, Massachusetts.

Konkret kann zur Reduzierung von Erinnerungslücken mit Hilfe von körperlicher Bewegung gemäß wissenschaftlichem Verständnis des amerikanischen *Georgia Institute of Technology,* z.B. zusätzlich

- **Gewichtheben**

von Vorteil sein.

Der zusätzliche Vorteil dieser körperlichen Aktivität liegt sowohl in einer Reduzierung des Body Mass Index (BMI), sowie einem verbesserten Denkvermögen gemäß einer vom koreanischen Gesundheitsministerium getragenen Forschung an der dortigen *Konkuk University*.

Des weiteren wurde an der deutschen *Saarland University* wissenschaftlich bestätigt, dass ein

- **Nickerchen**

während des Tages die Gehirnfunktion stärken kann.

Forscher an der deutschen *Ruhr University* in Bochum haben im Übrigen eine Verbindung zwischen permanentem *Stress* und mentaler Funktionsstörung gefunden. Einmal mehr ein Beispiel für die *holistische* Organisation unseres Körpers, das vor allem auch in dem Lichte gesehen werden muss, dass eine Krebsdiagnose freilich zu einem permanenten Stress führt. Siehe dazu auch das Kapitel **STRESS** in diesem Ratgeber.

GEFÜHLSSCHWANKUNGEN

Gefühlsschwankungen sind nicht Ausdruck einer mentalen Krankheit, sondern Symptom für eine unausgeglichene Phase im Leben wie z.B. körperliche Probleme oder soziale Störungen.

Im Falle einer ernsten Krankheit sind Gefühlsschwankungen nicht ungewöhnlich, sollten jedoch umgehend ausgeglichen werden, bevor bestimmte körperliche Organen wie z.B. das Herz Schaden erleiden.

Gemäß Forschung am amerikanischen *University of Texas M.D. Anderson Cancer Center* in Houston, Texas, dem *Fox Chase Cancer Center* im *US-Bundesstaat Pennsylvania* sowie der dortigen *University of Pennsylvania*, beide in Philadelphia, hat *emotionales Wohlbefinden* eine nicht unerhebliche Wirkung auf den Verlauf einer Krebskrankheit.

Dieses Problem spielte u.a. auch eine besondere Rolle beim 64. Wissenschaftlichen Jahreskongress der *American Psychosomatic Society*, als die *University of Pittsburgh School of Medicine* ihre Forschung präsentierte. Demzufolge können solche Gefühlsschwankungen u.a. mit Hilfe von

- ***Omega-3***

polyunsaturierten Fettsäuren ausgeglichen werden. Mit Fisch als der besten Quelle in dieser Situation. Beruhend auf der Erkenntnis, dass der Gehalt von Omega-3 Fettsäuren im Blut Auswirkung u.a. auf Depression, Schizophrenie, manisch-depressive Erkrankung, Aufmerksamkeitsschwäche und anderer psychosomatischer Probleme haben kann.

Wissenschaftlich validiert u.a. durch britische Forschung an der *University of Oxford,* der *London Metropolitan University* sowie des *Swallownest Court Hospital* in Sheffield.

Eine weitere stimmungsanhebende natürliche Substanz ist

- ***Vitamin D***

nach amerikanischer Erfahrung am *Children's Hospital and Research Center Oakland* und wissenschaftlich bestätigt an der *Washington University School of Medicine.*

Vorzugsweise sollte Vitamin D von der Sonne kommen, indem diese bei Strahlung auf die menschliche Haut (unabhängig vom betreffenden Körperteil) Vitamin D produziert. Beziehungsweise zusätzlich von Vitamin-D-haltigen Nahrungsmitteln wie z.B. Fisch oder Milchprodukten.

Nahrungs**ergänzungs**mittel von der Drogerie oder online gekauft, sind demgegenüber keine natürliche Lösung, wie bereits an anderer Stelle in diesem Ratgeber erklärt.

Empfohlene tägliche **Dosis:** 2.000 I.E.

Ähnlich ist die Wirkung von

* **Selen**

auf Gemüt und Emotionen nach wissenschaftlicher Erkenntnis des amerikanischen Landwirtschaftsministerium (U.S. *Department of Agriculture's Research Service).*

Empfohlene tägliche **Dosis:** 200 mcg.

Wenn es darum geht, Nährstoffe zur Regelung des Gemüts einzusetzen, sollte man besonders auch ein Heilkraut berücksichtigen, welches vielfach als 'Wunderkraut' der Natur betrachtet wird -

* **Kurkumin** (Botanscher Name: Curcuma longa)

Das gelbe Pigment in der Wurzel der Turmeric Pflanze, welche in der traditionellen indischen Naturmedizin (*Ayurveda*) seit Jahrtausenden eingesetzt wird. Neuzeitlich wissenschaftlich bestätigt u.a. von der amerikanischen *University of Colorado* und der australischen *Swinburne University of Technology* in Melbourne.

Empfohlene tägliche **Dosis:** 80 mg.

Auch das Heilkraut

* **Trauben-Silberkerze** (Black Cohosh, Botanischer Name: Actaea racemosa)

ist dafür bekannt, Gefühlsschwankungen zu überkommen. Beruhend auf amerikanischer Forschung u.a. an der *University of Montana* in Missoula im US-Bundesstaat Montana, und wissenschaftlich bestätigt u.a. am bekannten *Memorial Sloan Kettering Cancer Center* in New York.

Empfohlene **Dosis:** 2-mal täglich bis zu je 40 mg.

Ein anderer 'revolutionärer' Nährstoff für diesen Zweck ist

- **Procain HCI**

Als Mischung verschiedener Moleküle und B-Vitamine. Entdeckt von
französischen Forschern und weiterentwickelt von der rumänischen Ärztin
Dr. Ana Aslan. U.a. zur Gefühlsstabilisierung und Zell-Entgiftung sowie
zur mentalen Stärkung und Gedächtnisstütze.

Für die tägliche **Dosis** bitte Beipackzettel beachten.

Ebenso empfehlenswert ist die Aminosäure

- **L-Tryptophan**

welche stimmungsanhebend wirkt und in verschiedenen Nahrungsmitteln
enthalten ist. U.a. in Bananen, Haferflocken, Fleisch, Yoghurt, Milch,
Hähnchen, Erdnüssen, getrockneten Datteln und Truthahn.

Wissenschaftlich bestätigt durch Forschung u.a. an der *University of New
South Wales* in Sydney, Australien.

Gemäß Forschung an der *University of Otago*, der ältesten Universität
Neuseelands mit Sitz in Dunedin können aber auch

- **Früchte und Gemüse**

gefühlsstabilisierend wirken und helfen, glücklicher, ruhiger und
energiereicher zu sein.

Ebenso können nach wissenschaftlicher Erkenntnis der *National
Autonomous University of Mexico* bestimmte Nahrungsmittel wie Erd-
/Brom-/Blaubeeren, sowie Kakao und Tee gemütsanhebend wirken. Was
auch von der American Chemical Society bestätigt wurde.

Ein weiterer natürlicher Gemütsstabilisator ist

- **Resveratrol**

gemäß Forschung an der *Texas A&M University*, und das sowohl in blauen
Trauben als auch im Rotwein vorhanden ist.

Überhaupt helfen

- *Vitamine & Mineralstoffe*

nach wissenschaftlicher Kenntnis der *Swansea University* in Swansea, Großbritannien vielfach bei der Gemütsstabilisierung.

Dies lässt empfehlenswert erscheinen, viele Früchte und Gemüse in eine gesunde Ernährung einzubinden.

Obwohl kein Heilmittel im strengen Sinne, ist

- *Körperliche Aktivität*

in frischer Luft mindestens 20 Minuten pro Woche gemäß wissenschaftlicher Erkenntnis der renommierten amerikanischen *Johns Hopkins University* empfehlenswert.

Auf diese Weise produziert das Gehirn *Endorphine*, welche dafür bekannt sind, auf natürliche Weise glücklich zu stimmen. (Nehmen Sie möglichst von illegalen Drogen Abstand, welche das gleiche versprechen, jedoch massive Nebenwirkungen haben.)

>>><<<

Siehe auch die Kapitel
ANGSTZUSTÄNDE, DEPRESSION, STRESS

>>><<<

GEWICHTSZUNAHME

Gewichtszunahme ist nicht nur ein Risikofaktor für Herz-Kreislauf-Erkrankungen, wie u.a. das britische *University College London* bestätigt. Sondern dies kann auch das Krebsrisiko erheblich erhöhen, wie die *American Cancer Society* sowie das britische *Cancer Research* bestätigt; und zwar auf 2-fache Weise: Schwächung des Immunsystems und ein negativer Effekt auf die Hormone Östrogen und Insulin.

Diese wissenschaftliche Erkenntnis ist im Einklang mit jener vom amerikanischen *Fred Hutchinson Cancer Research Center* in Seattle, US-Bundesstaat Washington, wonach bei Übergewicht insbesondere in den Wechseljahren ein erhöhtes Brustkrebs-Risiko besteht.

Beruhend auf der Forschung der britischen *London School of Hygiene & Tropical Medicine*, erhöht sich in solchen Fällen das Risiko eines Speiseröhrenkrebses sogar um 133%, das eines Uterus-Krebses um 131% und 100% eines Gallenblasen-Krebses.

Ergänzend dazu die kürzlich erfolgte wissenschaftliche Erkenntnis der deutschen *University of Regensburg,* wonach Übergewicht auch zu bestimmten Arten von Gehirntumor führen kann.

Sozusagen ‚unter dem Strich' erkranken gemäß der *International Agency for Research on Cancer* weltweit fast 500.000 übergewichtige Personen an Krebs.

Dabei ist Übergewicht nicht nur ein Risikofaktor für neue Krebsfälle, sondern auch für ein Wiederkehren des Krebses (z.B. Brustkrebs). Gemäß Forschung der bekannten amerikanischen *Harvard University* in Kooperation mit dem ebenfalls renommierten *Dana-Farber Cancer Center* in Boston, US-Bundesstaat Massachusetts.

Überhaupt – so das Ergebnis einer Meta-Analyse der amerikanischen wissenschaftlichen Institutionen *National Center for Health Statistics* und des *Centers for Disease Control and Prevention* in Atlanta, Georgia – besteht ein direkter Zusammenhang zwischen Übergewicht und vorzeitigem Ableben.

Dies ist insbesondere problematisch, wenn Chemotherpie angewandt wird, die zwar in manchen Fällen zu Gewichtsverlust führen kann, meistens jedoch zur Gewicht*zunahme*. Dabei kann diese Zunahme gemäß Forschung an der amerikanischen *Thomas Jefferson University* in

Philadelphia, US-Bundesstaat Pennsylvania, bei Chemotherapie bereits im ersten Jahr der Behandlung rd. 5 kg betragen.

Allerdings sollte man unter keinen Umständen das Problem mit Medikamenten zur Gewichtsabnahme behandeln, welche wegen der Nebenwirkungen von der *European Medicines Agency* ausdrücklich in Europa geächtet sind.

Andererseits reicht eine Ernährung mit geringem Fetteinsatz auch nicht immer aus, wie in den USA die *Harvard University* und das *Brigham & Woman's Hospital* wissenschaftlich feststellten.

Vielmehr bietet sich hier eine komplexere Lösung an, wie beim wissenschaftlichen *Plymouth Obesity, Diabetes and Metabolic Syndrome Symposium* im Jahr 2015 von anglo-amerikanischer Wissenschaft festgestellt wurde. Unter Einbeziehung folgender Nährstoffe – wissenschaftlich bestätigt u.a. von der *University of Queensland* in Australien:

- *Vitamin B*

Insbesondere Vitamin B-9 (Folsäure) und Vitamin B-12 können gegen Gewichtszunahme wirken.

- *Vitamin D*

ist ebenfalls zur Gewichtskontrolle wichtig, wie an der amerikanischen *University of Missouri* wissenschaftlich festgestellt wurde.

Empfohlene tägliche **Dosis:** 2.000 I.E. 2.000 I.E. – vorzugsweise jedoch durch Sonneneinstrahlung auf die Haut (wie bereits vielfach in diesem Ratgeber empfohlen).

Ebenso

- *Vitamin E*

nach wissenschaftlicher Erkenntis u.a. des amerikanischen Linus Pauling Instituts an der *Oregon State University* in Corvallis, US-Bundesstaat Oregon.

Empfohlene tägliche **Dosis:** bis zu 1.000 I.E.

Eine andere wichtige natürliche Substanz zur Gewichtskontrolle sind gemäß Forschung in den USA u.a. an der *Tulane University* im Bundesstaat Louisiana und der *University of Massachusetts*

- **Ballaststoffe**

Und zwar deshalb, weil Gewichtszu- und –abnahme in erster Linie von den guten Darmbakterien abhängt, welche für die Verdauung wesentlich sind.

D.h. Nahrungsmittel mit einem hohen Anteil löslicher Ballaststoffe – wie z.B. Nüsse, Haferflocken, Gerste, Linsen, Bohnen, Karotten, Blaubeeren und Äpfel - begrenzen die Gewichtszunahme. So das Ergebnis der Forschung an der amerikanischen *Georgia State University;* wissenschaftlich bestätigt u.a. an der *Washington University* in St. Louis, US-Bundesstaat Missouri.

In diesem Sinne sind Ballaststoffe eine Art 'Katalysator' im positiven Sinne.

Auch

- **Grünblättriges Gemüse**

wie Spinat und Salat hält das Gewicht unter Kontrolle, so das Forschungsergebnis u.a. der *University of Cambridge* und der *University of Southampton,* in Großbritannien. Bezüglich Spinats auch wissenschaftlich bestätigt durch die *Louisiana State University* in den USA sowie der *University of Lund* in Schweden.

In diesem Zusammenhang sei betont, dass handelsübliche 'Diätprogramme' – so die wissenschaftliche Erkenntnis des *Canadian Hospital for Sick Children Research Institute* in Toronto und *McMaster University* in Hamilton, Ontario, ebenfalls Canada - kein Ersatz für rein natürliche Nährstoffe sind. Wie z.B.

- **Äpfel**

insbesondere der Typus *Granny Smith*, gemäß Forschung an der amerikanischen *Washington State University.*

Gleiches gilt für

- **Blaubeeren**

nach wissenschaftlicher Erkenntnis der amerikanischen *Texas Woman's University* in Denton, US-Bundesstaat Texas.

Auch getrocknete

- **Pflaumen**

sind nach Forschung der britischen *University of Liverpool* gewissermaßen als Appetit-Zügler empfehlenswert.

- **Grüner Tee** (Botanischer Name: Camellia sinensis)

unterstützt durch seine Substanz *Catechin* Gewichtsmanagement, wie die Forschung an der *Peking University* in Chinas Hauptstadt ergab. Wissenschaftlich bestätigt auch am renommierten *Memorial Sloan Kettering Cancer Center* in New York.

- **Nüsse**

vor allem Pistazien, Paranüsse, Mandeln, Pecan-Nüsse, Walnüsse, etc. sind gemäß Forschung an der amerikanischen *Loma Linda University* in Kalifornien sehr zur Gewichtskontrolle geeignet.

- **Capsaicin**

als Substanz (Molekül) in Chili Pfeffer hilft ebenfalls bei der Gewichtskontrolle, gemäß Forschung an der amerikanischen *University of Wyoming*, der *University of Vienna* in Austria, und der *Manchester Metropolitan University* in Großbritannien. Wissenschaftlich bestätigt durch das namhafte amerikanische *Memorial Sloan Kettering Cancer Center* in New York.

Capsaicin kann auch ein Überessen verhindern gemäß einer australischen Studie, erarbeitet an der *University of Adelaide* und dem *South Australian Health and Medical Research Institute,* beide in Adelaide, und finanziert vom *Royal Adelaide Hospital.*

Grundsätzlich ist Obst und Gemüse das Beste für Gewichtsabnahme, weil es jene Nährstoffe hat, welche unser Körper für seine biologische Existenz benötigt – ohne einem vielfach sonst konsumierten hohen Anteil an Kalorien, so die Forschung am *E-Da Hospital* in Taiwan.

Dafür ist

- **Mediterrane Kost**

das vielleicht beste Beispiel mit viel Obst und Gemüse, Vollkorn, Nüssen und Olivenöl und vielen anderen Nährstoffen, welche unser Körper benötigt. Wissenschaftlich bestätigt u.a. durch die sehr bekannte amerikanische *Harvard University.*

Gemäß Forschung am amerikanischen *Boston Children's Hospital* und der *Harvard Medical School,* kann die seit Jahrtausenden in der Traditionellen Chinesischen Medizin (TCM) bekannte

- **Wilfords Dreiflügelfrucht** (Botanischer Name: *Tripterygium wilfordii)*

durch die in ihr befindliche Substanz *Celastrol* das appetitzügelnd Hormon *Leptin* steuern.

Für die empfohlene tägliche **Dosis** siehe Beipackzettel.

Was gewichtssteuerndes Obst und Gemüse betrifft, ist

- **Grapefruit**

nennenswert, weil es gemäß jüngster Forschung der *University of California* in Berkeley Fettreduktion unterstützt.

Ebenso kann gemäß einer neuen Studie der britischen *University of Birmingham* und wissenschaftlich bestätigt durch die amerikanische *Mayo Clinic,* 500 ml

- **Quellwasser**

vor jeder Mahlzeit Gewichtsabnahme unterstützen.

Und während der Nacht empfiehlt die Forschung an der dänischen *Aarhus University* die Einnahme von 1-3 mg von

- **Melatonin**

um Gewicht während des Schlafens abzubauen. Wissenschaftlich bestätigt durch das berühmte amerikanische *Memorial Sloan Kettering Cancer Center* in New York.

Diese nahrungsspezifischen Empfehlungen sollten durch

- *Körperliche Aktivität*

abgerundet werden. Aber welcher Form?

Gemäß der ersten klinischen Studie dieser Art, erarbeitet in Spanien an der *University of Madrid* und dem *La Paz University Hospital*, unterstützt jede Art von körperlicher Aktivität mit wenig Sitzen in der Freizeit – und verbunden mit gesunder Ernährung – eine Gewichtsabnahme.

Wissenschaftlich bestätigt von der *American Physiological Society (APS)* und dem britischen *University College London*.

Die *American Cancer Society* empfiehlt 150 Minuten of moderater oder 75 Minuten kraftvoller körperlicher Aktivität pro Woche für Erwachsene, für Kinder und Jugendliche zumindest 1 Stunde moderat an 4 Tagen und kraftvoll an 3 Tagen pro Woche.

- *Schlaf*

Schlechter Schlaf kann ebenfalls zu Gewichtszunahme führen, wie die Forschung u.a. an der *National Autonomous University of Mexico* ergab. Umgekehrt ist guter Schlaf für eine gesunde Gewichtskontrolle wesentlich, wie das *American College of Physicians* wissenschaftlich bestätigte. (Siehe auch das Kapitel **SCHLAFPROBLEME.**)

- *Sonne*

spielt ebenfalls nach wissenschaftlicher Erkenntnis des australischen *Telethon Kids Institute* in Perth eine Rolle, wenn es um die Abwehr von Gewichtszunahme geht.

Denn moderate Sonneneinstrahlung auf die Haut (egal welche Stelle des Körpers) lässt den Körper die natürliche Substanz *Stickoxid* produzieren, welche die Gewichtsabnahme fördert.

Während die vorgenannten Heilmittel wert sind, berücksichtigt zu werden, gilt grundsätzlich: eine ausgewogene gesunde Ernährung und körperliche Aktivität sind die Eckpfeiler einer erfolgreichen Gewichtskontrolle.

HAARAUSFALL

Rund 80% der Bevölkerung ist von Haarausfall (Alopecia) als Autoimmunschwäche betroffen. In den meisten Fällen als Folge einer Entzündung des Immunsystems, indem Zellen des Immunsystems Haarfollikel attackieren.

Haarausfall kann aber auch das Ergebnis eines Mangels an Protein sowie bestimmter Mineralstoffe sein. Insbesondere

- *Eisen*

so das Forschungsergebnis u.a. der *Cleveland Clinic* in Cleveland, Ohio – eine der bekanntesten Kliniken der USA – und der britischen *University of Portsmouth* in Portsmouth.

Ebenso ein Mangel an

- *Zink*

gemäß wissenschaftlicher Bestätigung u.a. der polnischen *Jagiellonian University* in Krakow.

Um diese Mangelerscheinungen auszugleichen, empfiehlt es sich, zuerst einen Bluttest durchführen zu lassen, bevor man allfällig durch Nahrungsergänzungsmittel auszugleichen versucht.

In vielen Fällen ist Haarausfall die Folge von verschreibungspflichtigen Medikamenten wie z.B. gegen Depression oder zu hohes Cholesterin bzw. Blutdruck, zur Blutverdünnung, gegen Arthritis bzw. Schmerzen – und schließlich Medikamente der onkologischen Krebstherapie.

Letzteres betreffend, wird Haarausfall in erster Linie durch zellschädigende **Chemotherapie**-Drogen wie *Cyclophosphamid, Doxorubicin* oder *Methotrexate* verursacht.

So lange allerdings noch einige Haarfollikel unbeschädigt sind, kann durch eine ausgewogene Ernährung mit Protein und folgenden Vitaminen neuer Haarwuchs unterstützt werden:

- *Vitamin C*

gemäß Forschung an der *Kyungpook National University* in Süd-Korea.

Empfohlene **Dosis:** 2-mal täglich bis zu je 500 mg.

- **Vitamin D**

entsprechend Forschung u.a. an der *University of Texas* und dem renommierten *MD Anderson Cancer Center,* beide in Houston, Texas, sowie der *Tel-Aviv University* in Israel und dem *Marselisborg Hospital* in Aarhus, Dänemark.

Für eine entsprechende **Dosis** an diesem Vitamin gehe man am besten täglich 20 Minuten in die Sonne, wenn wettermäßig möglich.

Die Einbeziehung von

- **Vitamin E**

geht auf erste und neueste Forschungsergebnisse der *Science University* in Malaysia zurück.

Empfohlene **Dosis:** täglich bis zu 800 I.E.

- **Biotin** (Vitamin B-7)

wurde in diesem Zusammenhang wissenschaftlich an der amerikanischen *University of Nebraska* in Lincoln, US-Bundesstaat Nebraska, bestätigt.

Empfohlene **Dosis:** bis zu 7.500 mcg täglich.

Des Weiteren sind folgende Heilkräuter – äußerlich in Form von Aromatherapie - zur Unterstützung von Haarwuchs gemäß Forschung an der *Aberdeen Royal Infirmary* in Schottland und der *Al-Fateh University* in Tripoli, Libyen ratsam:

- **Lavendel** (Botanischer Name: Lavendula angustifolia)
- **Rosmarin** (Botanischer Name: Rosmarinus officinalis)
- **Zedernholz** (Botanischer Name: Cedrus atlantica)
- **Thymian** (Botanischer Name: Thymus vulgaris)

Sowie das Enzym

- ***Superoxid Dismutase (SOD)***

gemäß wissenschaftlicher Forschung des amerikanischen *Baylor College of Medicine* in Houston, Texas.

Empfohlene tägliche ***Dosis:*** 250 mg.

Ähnlich positive Ergebnisse wurden von der *International Oceanic Association of Aquatics and Marine Life* erzielt mit der äußerlichen Anwendung von

- ***Omega-3***

in Form von Fischöl.

Empfohlene tägliche ***Dosis:*** 1.000 mg.

Zusätzlich sei nach wissenschaftlicher Bestätigung durch das *PATH Medical Center* in New York die schwefelsäurehaltige Aaminosäure

- ***L-Cystein***

in Betracht zu ziehen.

Empfohlene tägliche ***Dosis:*** 5.000 mg.

Ebenso hilfreich sind Chili-Schoten wegen der darin enthaltenen Substanz

- ***Cayenne (Capsicum)***
  zur Würzung der Chili-Schoten
  gemeinsam mit den in Soja-Bohnen enthaltenen
- ***Soja Isoflavone***

beruhend auf der Forschung an der *Nagoya City University* und der *Kumamoto University*, beide in Japan.

HAUTSCHÄDEN

Operation, Chemotherapie und Bestrahlung als die klassischen Verfahren der konventionell-onkologischen Behandlung, können in vielen Fällen Hautschäden hervorrufen.

Insbesondere, als chemotherapeutische Medikamente – welche bekanntlich nicht nur Krebszellen, sondern prinzipiell alle schnellteilenden Zellen angreifen – auch Zellen im Mund, in der Magenschleimhaut sowie Hautzellen schädigen können.

Aber eben auch Bestrahlung schädigt die Haut in vielfacher Weise. U.a. durch Rötung und Juckreiz, Trockenheit und Abblättern, sowie Vernarbungen.

Gegen oberflächliche Hautschädigungen insbesondere durch Entzündungen z.B. bei Brustkrebs empfiehlt das amerikanische *Center for Integrative Botanical Studies* in Boulder, im US-Bundesstaat Colorado, das oberflächlich aufzutragende Heilkraut

- *Calendula* (Botanischer Name: Calendula officinalis)

Wissenschaftlich bestätigt vom namhaften *Memorial Sloan Kettering Cancer Center* in New York.

Aus gleicher Quelle wird wissenschaftlich verlautet, dass

- *Grüner Tee* (Botanischer Name: Camellia sinensis)

durch die darin befindliche Substanz *Catechin* die Haut von innen stärken und von außen die Fortschreitung von Hautkrebs verlangsamen kann.

Wissenschaftliche Bestätigung dessen sowohl durch die britische *University of Manchester* als auch das amerikanische *Memorial Sloan Kettering Cancer Center* in New York.

Des Weiteren ist gemäß wissenschaftlicher Bestätigung durch das *National Cancer Institute of the United States* und das *National Cancer Institute of Canada*

- *Vitamin K-1*

eine ausgezeichnete Option, diese Nebenwirkungen auf natürliche Weise durch Unterstützung der innewohnenden Selbstheilungskraft der Haut zu überwinden.

Empfohlene tägliche **Dosis:** 1.000 mcg.

Gemeinsam mit

- **Vitamin D**

durch Sonneneinstrahlung auf die Haut zur Regeneration.

Ergänzt durch das Heilkraut

- **Arnika** (Botanischer Name: Arnica montana)

wegen seiner entzündungshemmenden sowie Anti-Juckreiz Kraft.

Für empfohlene **Dosis** siehe Beipackzettel.

Ebenso sind aus der Nahrungskette

- **Haferflocken**

zu empfehlen, weil sie feuchtigkeitsspendend sind und dadurch tote Hautzellen entfernen, was die Regeneration der Haut beschleunigt.

Ein weiterer Mechanismus zur Hautregeneration kommt aus Südfrankreich in Form der maritimen Nadelbaumrinde

- **Pycnogenol** (Botanischer Name: Pinus pinaster)

Diese unterstützt u.a. die Elastizität und Feuchtigkeit der Haut durch eine verstärkte Durchblutung der Haut sowie als Schutz gegen Bestrahlung.

Beruhend u.a. auf der Forschung des deutschen *Leibniz Research Institute for Environmental Medicine* in Düsseldorf.

Für eine **Dosis** siehe Beipackzettel.

Als weiterer 'revolutionärer' Nährstoff in diesem Zusammenhang gilt

- **Procain HCI**

als Mischung bestimmter Moleküle und B-Vitamine, entdeckt von französischen Wissenschaftlern und weiterentwickelt durch die rumänische Ärztin Dr. Ana Aslan u.a. zur Gemütsanhebung, Zellentgiftung sowie zur Stärkung des Erinnerungsvermögens.

Für eine tägliche **Dosis** siehe Beipackzettel.

- *Ultraschall*

ist ein sehr innovativer Mechanismus zur Stimulierung des Heilungsprozesses der Haut.

Beruhend auf Forschung der *University of Sheffield* und der *University of Bristol,* beide in Großbritannien.

HITZEWALLUNGEN

Hitzewallungen – nicht zu verwechseln mit *Fieber* – sind bekannte Nebenwirkungen der Wechseljahre. In Form rasch auftretender körperlicher Hitze, hervorgerufen durch eine Änderung des Durchmessers der Blutgefässe nahe der Haut. Wodurch die Temperatur der Haut insbesondere im oberen Körperbereich sowie im Gesicht ansteigt.

Das gleiche geschieht als Konsequenz von Bestrahlung oder wenn Medikamente der Chemotherapie die Eierstöcke in Mitleidenschaft ziehen. Verbunden mit rasantem Temperaturanstieg, der zu erhöhtem Blutdruck (bis zu plus 10 Punkte systolisch/diastolisch) führen kann. Dies hat u.a. die amerikanische Forschung sowohl am *Weill Cornell Medical College* als auch am *Presbyterian Hospital* in New York City ergeben.

Dabei werden solche Hitzewallungen nicht nur an sich als unangenehm empfunden, sondern haben auch eine negative Auswirkung auf die Gedächtnisleistung der betroffenen Patienten, wie die Forschung an der amerikanischen *University of Pittsburgh School of Medicine* in Pennsylvania konstatierte.

Ein unvorteilhafter Lebensstil (wie Rauchen, scharf gewürztes Essen, Koffein und ausgiebige Mahlzeiten) verstärkt das Problem umso mehr. Ebenso Saunabesuche.

Allerdings möge man in solchen Fällen auf eine Hormonersatztherapie (HET) verzichten, welche manche Onkologen trotz der damit verbundenen erheblichen Nebenwirkungen oft empfehlen.

Nicht zuletzt, weil diese Hormonersatztherapie zu Brustkrebs führen kann, wie die amerikanische Forschung u.a. am *Cancer Prevention Institute of California* (vormals *Northern California Cancer Center)*, das *Harbor-UCLA Medical Center* in Los Angeles und das *Elmhurst Hospital Center* in New York ergab. Ebenso zu Lungenkrebs, wie u.a. die Forschung an der *Oregon Health and Science University* und dem *Harbor-UCLA Medical Center* in Torrance, Kalifornien, feststellte.

Deshalb ist es ratsam, anstatt einer Hormon-Ersatztherapie Pflanzenöstrogene wie Isoflavone als natürliche, in bestimmten Pflanzen beheimateten Substanzen einzusetzen. Z.B.

- **Soja**

wie u.a. die amerikanische *University of Minnesota* in St. Paul, Tufts *University School of Medicine* und die *University of Montana* in Missoula empfehlen, sowie die *Griffith University School of Medicine* in Australien.

‚Ergänzt durch die

- **Trauben-Silberkerze** *(Black Cohosh,* Botanischer Name: Actaea racemosa)

mit einer empfohlenen **Dosis** von täglich 500 mg.

Wissenschaftlich bestätigt durch die *North American Menopause Society.*

Eine weitere Empfehlung kommt von einer kleinen Pilotstudie der *Mayo Breast Clinic* an der bekannten amerikanischen *Mayo Clinic* in Rochester, Minnesota, wonach

- **Leinsamen** (Botanscher Name: Linum usitatissimum)

als eine reichhaltige Quelle von Omega-3 polyunsaturierten Fettsäuren Hitzewallungen erfolgreich bekämpfen kann.

Empfohlene tägliche **Dosis**: 1.000 mg.

Zusätzlich sollte man

- **Pycnogenol**

berücksichtigen, die Rinde eines südfranzösischen Nadelbaumes, wie u.a. erfolgreich am *Keiju Medical Center* in Japan untersucht wurde.

Empfohlene tägliche **Dosis:** 150 mg.

Schließlich könnte nach Forschungsergebnissen u.a. der *Stanford University* in Kalifornien,

- **Akupunktur**

gegen Hitzewallungen hilfreich sein. Dazu werden allerdings noch weitere Studien erwartet.

IMMUNSCHWÄCHE

Unser Immunsystem ist die stärkste Verteidigung gegen alles, was unserem Körper schaden kann. Deshalb ist es *lebenswichtig,* unser Immunsystem um jeden Preis zu stärken.

Dies ist im besonderen Maße wichtig bei der konventionellen Krebstherapie, weil diese – Operation, Chemotherapie, Bestrahlung – unser Immunsystem auf dramatische Weise schwächt. Wie vielfach in Amerika (u.a. an der *Chicago University* sowie an der *University of Michigan)* bestätigt wurde.

Diese biologische Tatsache wurde nicht zuletzt durch den Nobelpreis im Jahr 2011 für Physiologie bewiesen, mit dem die Forscher Dres. Beutler, Hoffmann und Steinmann für ihre wissenschaftlichen Entdeckungen über das menschliche Immunsystem geehrt wurden.

Deshalb ist es unerlässlich, das Immunsystem auf *natürliche* Weise durch sogenannte

● *Antioxidantien*

zu unterstützen. Bestätigt durch eine innovative Studie an der amerikanischen *University of Texas Health Science Center* in San Antonio, Texas, in Kooperation mit dem *Scripps Research Institute* in Jupiter, Florida unter besonderer Berücksichtigung von **Vitamin C.**

Mit Hinweis auf die Tatsache, dass Krebs den Vitamin-C-Haushalt im Körper (welcher unter normalen Voraussetzungen 61-80 micromol/L betragen sollte), um mehr als die Hälfte reduziert.

Nachdem Dr. Albert Szent-Gyorgyi bereits vor fast 80 Jahren – 1937 – den Nobelpreis für Physiologie für seine Forschung über die Rolle von Vitamin C bezüglich Immunsystem bekommen hat. Ein Nährstoff, der gemäß Forschung an der spanischen *University of Granada* in verschiedenen pflanzlichen Lebensmitteln wie z.B. Orangensaft enthalten ist.

Sehr empfehlenswert für eine Stabilisierung des Immunsystems sind die beiden Heilkräuter

● *Aloe arborescens & Aloe vera*

Denn diese aus der gleichen Pflanzenfamilie stammenden Heilkräuter setzen Substanzen bestimmter weißer Blutzellen aus dem Rückenmark frei, welche Natürliche Killerzellen (NK-Zellen) aktivieren, um Krebszellen durch Sekretion zytotoxischer Enzyme (auf natürliche Weise) abzutöten. Wissenschaftlich bestätigt u.a. am berühmten amerikanischen *Dana-Farber Cancer Institute* in Boston, US-Bundesstaat Massachusetts.

Ein ähnlicher Erfolg kann gemäß Forschungsergebnis der amerikanischen *Appalachian State University* in Boone, North Carolina, mit

- **Blaubeeren/Heidelbeeren** (Botanischer Name: Vaccinium angustifolium)

zur Aktivierung der NK-Zellen erzielt werden.

Anders als bei Chemotherapie, welche nur einen Teil der Krebszellen abtöten kann (deshalb sprechen wir hier von *Remission* und nicht von Heilung), können diese auf natürliche Weise biologisch aktivierbaren NK-Zellen im Prinzip *alle* Krebszellen abtöten. Wissenschaftlich u.a. am *St. Gerardo Hospital* in Mailand bestätigt.

Ebenso wichtig für eine Stärkung des Immunsystems ist

- **Vitamin D**

gemäß Forschung u.a. an der britischen *University of Ulster* in Coleraine und der *University of Copenhagen* in Dänemark.

Entweder (vorzugsweise) über die Sonneneinstrahlung auf unseren Körper oder als Nahrungsergänzungsmittel mit einer **Dosis** von täglich 2.000 I.E.

Zu einem ähnlichen Ergebnis kommt die Forschung an der amerikanischen *University of Missouri* in Columbia, Missouri, bei der Anwendung von

- **Resveratrol**

ein Polyphenol, das in blauen Trauben und Rotwein enthalten ist.

Wissenschaftlich bestätigt am *Linus Pauling Institute* der amerikanischen *Oregon State University* in Corvallis. (Benannt nach Dr. Linus Pauling, 2-maliger Nobelpreisträger und Begründer der *Orthomolekularen Medizin* in den 1960-er Jahren.)

Zur natürlichen Stärkung des Immunsystems eignet sich gemäß Forschung an der amerikanischen *University of Maryland* auch

- **Papain**

als Enzym, das sich in der Frucht, Wurzel und den Blättern von **Papaya** findet.

Ein weiterer 'revolutionärer' Nährstoff für diesen Zweck ist

- **Procain HCI**

als Mischung bestimmter Moleküle und B-Vitamine. Von französischen Wissenschaftlern originär entwickelt und von der rumänischen Ärztin Ana Aslan verfeinert, eignet sich diese natürliche Substanz u.a. zur Stärkung des Immunsystems, zur Zell-Entgiftung und ist eine große Unterstützung der mentalen Stärke und Gedächtnis. Ebenso ist es stimmungsanhebend.

Betreffend tägliche **Dosis** siehe Beipackzettel.

Ein ähnlich 'revolutionäres' Produkt auf dem natürlichen Gesundheitsmarkt ist

- **EpiCor**

als komplexe Mischung von Vitaminen, Mineralstoffen, Phenolen und Pflanzensterolen wie u.a. Magnesium, Zink, Potassium, Kalzium und B-Vitaminen. Gestützt auf Forschung u.a. am amerikanischen *Medical College of Virginia* in Richmond, Virginia.

Auch hier siehe für die tägliche **Dosis** den Beipackzettel.

Seitens der Heilkräuter bietet sich zur Unterstützung des Immunsystems auch das traditionelle chinesische Heilkraut *Huang qi* an, das wir unter dem Namen

- **Astragalus** (Botanischer Name: Astragalus membranaceus)

kennen und welches auch Krebs bekämpfen kann.

Empfohlene tägliche **Dosis:** 1-2-mal je 1.000 mg.

Zur Unterstützung des Immunsystems mit Heilkräutern eignet sich gemäß Forschung u.a. an der amerikanischen *University of Michigan* und der *CSM Medical University* in Indien auch das Heilkraut

- ***Ashwagandha*** (Botanischer Name: Withania somnifera)

insbesondere bei Chemotherapie und Bestrahlung.

Empfohlene tägliche ***Dosis:*** 2-mal je 500 mg.

Wenn wir über Heilkräuter zur Stärkung des Immunsystems sprechen, sollten wir allerdings auch jenes nicht übersehen, welches manchmal als das ‚bestgehütete Geheimnis der Welt' für Gesundheit bezeichnet wird:

- ***Kurkumin*** (Botanischer Name: Curcuma longa)

das gelbe Pigment der *Turmeric* Pflanze, welches in der indischen Naturmedizin *Ayurveda* seit tausenden von Jahren erfolgreich eingesetzt wird und neuzeitlich wissenschaftliche Bestätigung u.a. an der amerikanischen *University of Colorado* fand.

Empfohlene tägliche ***Dosis:*** 900 mg.

Eines der stärksten natürlichen Mittel nicht nur zur Unterstützung des Immunsystems an sich und gegen Krebs im Besonderen ist das Spurenelement

- ***Selen***

gemäß Forschung u.a. an der *University of Copenhagen* in Dänemark.

Mit einer empfohlenen täglichen ***Dosis*** von 200 mcg. In natürlicher Form kommt Selen u.a. in den Gemüsearten der sogenannten 'Kohl-Familie' (Grünkohl, Karfiol, Brokkoli, Rosenkohl, Kohlrüben, Kohlsprossen, etc.) vor.

Wissenschaftlich bestätigt u.a. an der bekannten amerikanischen *Johns Hopkins University.*

Ähnlich ist es mit der Verfügbarkeit von

- ***Kupfer***

im Blut, an dem die meisten in unserer Zivilisationsgesellschaft defizitär sind. Dies auszugleichen wird gemäß Forschung der *University of Eastern Finland* eine tägliche **Dosis** von 900 mcg pro Tag empfohlen.

Die Bedeutung von Kupfer in diesem Zusammenhang wurde wissenschaftlich auch bestätigt durch das *Linus Pauling Institute* an der amerikanischen *Oregon State University* bestätigt. (Wie bereits an anderer Stelle angemerkt: Dr. Linus Pauling ist ein 2-facher Nobelpreisträger und Begründer der *Orthomolekularen Medizin*.)

Während die meisten Früchte und Gemüsearten einen niedrigen Kupferanteil aufweisen, findet sich dieser Mineralstoff reichlich in folgenden Lebensmitteln: Rinderleber, Austern, Nüsse und Pilze.

INFEKTIONEN

Obwohl Infektionen keine direkte Konsequenz von Krebs und dessen konventionell-onkologischer Behandlung mit zytotoxischen Medikamenten ist, können diese indirekt zu Nebenwirkungen führen wie u.a. *Stress, Depression* oder *Angstzuständen*.

Ebenso ist gemäß gemeinsamer Forschung der britischen *London School of Hygiene & Tropical Medicine* und dem deutschen *Max Planck Institute for Infection Biology* ein komplexer Einfluss behandlungsbedingter *Fehlernährung* auf Infektionen und das Immunsystem gegeben. Beziehungsweise kann dadurch Herzinfarkt und Schlaganfall entstehen, wie eine von der *British Heart Foundation (BHF)* finanzierte Studie zeigt.

Deshalb sollten wir *Infektionen* zumindest als indirekte Nebenwirkung konventionell-onkologischer Behandlung in diesem Zusammenhang berücksichtigen.

Auf den ersten Blick erscheint es einfach, auch solch bedingte Infektionen so zu behandeln, wie dies überwiegend seit 60 Jahren geschieht: mit pharmazeutischen Antibiotika.

Abgesehen davon jedoch, dass diese Antibiotika viele Nebenwirkungen haben, besteht auch das Risiko von Resistenz. Daher sind diese Antibiotika nicht die beste Antwort. Stattdessen sollte man Infektionen auf natürliche Weise bekämpfen, wie u.a. vom offiziellen britischen *Institute for National Health and Care Excellence (NICE)* empfohlen.

Z.B. mit Blättern von

- *Koriander* (Botanischer Name: Coriandrum sativum)

im Essen, welche nicht nur keine Nebenwirkungen haben, sondern doppelt so effizient sind wie verschreibungspflichtige Medikamente.

Gleichermaßen potent ist (aufgrund ihrer antimikrobischer Wirkung

- *Traubenkernextrakt*

nach wissenschaftlicher Bestätigung durch die amerikanische *University of Texas* und die *Garden Healing Clinic* in Vancouver, British Columbia, Canada.

Empfohlene tägliche *Dosis:* bis zu 20 Tropfen des Flüssigkonzentrats.

Sehr vielversprechend für unterschiedliche Infektionsarten wie u.a. Polyarthritis, Morbus Crohn, Colitis ulcerosa and Asthma, etc. ist das ‚biblische' Heilkraut

- *Boswelllia* (Botanischer Name: Boswellia serrata)

gemäß Forschung u.a. an der *University of Giessen* in Deutschland.

Empfohlene tägliche *Dosis:* 2-3-mal täglich je 500 mg.

Für Blasen- und Harntraktinfektionen, von denen rd. 20 % des weiblichen Geschlechts einmal oder mehrmals im Jahr betroffen sind, empfiehlt die Forschung u.a. an der namhaften *Harvard University* und bestätigt am amerikanischen *Worcester Polytechnic Institute* im Bundesstaat Massachusetts, den Saft von

- *Cranberry* (Botanischer Name: Vaccinium macrocarpon)

Ebenso kann

- *Zimt* (Botanischer Name: Cinnamomum verum)

gemäß Forschung an der *New York School of Career and Applied Studies* als Unterabteilung des amerikanischen *Touro College & University System* Infektionen abwehren.

Empfohlene *Dosis:* 2-mal täglich je 1.000 mg.

Auch sollten Sie den Gehalt folgender beider Mineralstoffe im Blut überprüfen lassen:

- *Kupfer*

Viele haben einen geringen Kupfer-Gehalt im Blut , was auch für eine mangelnde Schlafqualität verantwortlich sein kann - gemäß Forschung an der *University of Eastern Finnland,* wissenschaftlich bestätigt am *Linus Pauling Institute* der amerikanischen *Oregon State University.* (Dr. Linus Pauling war 2-facher Nobelpreisträger und Begründer der *Orthomolekularen Medizin.*)

Empfohlene tägliche *Dosis:* 900 mcg.

Während allerdings die meisten pflanzlichen Lebensmittel keinen sehr hohen Kupferanteil haben, finden wir diesen eher in Rinderleber, Austern, Mandeln und Pilzen.

• *Zink*

wiederum unterstützt gemäß Forschung u.a. an der *University of Florida* nicht nur das Immunsystem generell, sondern aktiviert auch jene T-Zellen, welche Viren und Bakterien abtöten.

Empfohlene tägliche *Dosis:* bis zu 50 mg.

Ein anderer natürlicher Weg zur Bekämpfung von Bakterien ist eine Tasse

• *Grüner Tee* (Botanischer Name: Camellia sinensis)

Beruhend auf umfangreicher Forschung u.a. an der *Pace University* in New York, der *University of Illinois* in Chicago, *Alexandria University* in Ägypten und dem *National Institute of Chemistry* in Ljubliana, Slowenien.

INKONTINENZ

Nach wissenschaftlicher Erkenntnis der berühmten amerikanischen *Harvard University* sind rd. 50 Millionen Menschen weltweit *inkontinent*, d.h. verlieren unbeabsichtigt Urin und/oder Stuhl.

Dieses Risiko ist insbesondere auch als Folge von Krebsoperationen gegeben – so das Forschungsergebnis des sehr bekannten *Memorial Sloan Kettering Cancer Center* in New York. Ausgelöst z.B. durch erhöhten Blasendruck, beschädigten Schließmuskel als Folge der Operation, oder Muskelkrampf.

Die beiden häufigsten Formen der Inkontinenz sind

- Stressbedingte Inkontinenz,
  hauptsächlich bei Frauen aufgrund körperlicher Änderungen in den Wechseljahren sowie der Blasen-Schließmuskel durch Gebären;
  sowie

- dringliche Inkontinenz,
  plötzlich und unkontrollierbar, wenn die Blase ohne erkennbare Ursache kontrahiert.

In vielen Fällen tritt Inkontinenz auch im Zusammenhang mit Depression auf – nicht biologisch, sondern psychologisch – so die Forschung am amerikanischen *Iowa College of Medicine* in Iowa City.

Während die an der amerikanischen *Emory University* in Atlanta entwickelte *Adjustable Continence Therapy (ACT)* in Form eines implantierten 'Ballons' auf den ersten Blick als technische Lösung des Problems erscheinen mag, ist dies nicht die effizienteste Antwort.

Dies gilt erst recht für verschreibungspflichtige Medikamente gegen Inkontinenz, indem letztere in vielen Fällen als Nebenwirkung von anderen Pharmazeutika verursacht wird und sich durch das Hinzufügen einer weiteren Arznei (mit ebenfalls Nebenwirkungen) den Teufelskreis von Nierenschwäche verstärkt.

Nicht nur das. Eine über Jahrzehnte zur Verhinderung ungewollter Blasen-Kontraktionen verschriebene Arznei hat den wissenschaftlichen Ruf, hohen Blutdruck, Herzklopfen, Konstipation und trockenen Mund hervorzurufen.

Bestätigt durch Forschung u.a. am amerikanischen Center for Bladder and Pelvic Dysfunction der *University of Minnesota* in Minneapolis.

Um dieses Risiko durch gesunde Ernährung und körperliche Bewegung fernzuhalten, hat das amerikanische Gesundheitsministerium (U.S. Institutes of Health) das *Program to Reduce Incontinence by Diet and Exercise* (PRIDE) finanziert und in die Wege geleitet.

Gemeinsam mit der *University of California* in San Francisco und dem *San Francisco Veterans Affairs Medical Center, sowie mit der Brown University* in Providence, Rhode Island, der *University of Arkansas* in Little Rock, und der *University of Alabama* in Birmingham.

Ebenso ist zur Verbesserung der Beckenmuskelstärke nach Forschung der *State University of New York (SUNY)* in Syracuse, New York, und wissenschaftlicher Bestätigung durch *The Vitamin D Council* in San Luis Obispo in Kalifornien eine körperliche Mangelerscheinung von

- ● **Vitamin D**

zu vermeiden.

Vorzugsweise durch moderate Sonneneisntrahlung auf die Haut ca. 20 Minuten zur Mittagszeit oder als Nahrungsergänzungsmittel mit einer täglichen **Dosis** von 2.000 bis 4.000 I.E.

Nach Forschung an der *Iran University of Medical Sciences* in Irans Hauptstadt Teheran kann auch ein Teelöffel

- ● **Magnesium Hydroxid**

2-mal täglich dringliche Inkontinenz vermeiden.

Was hierzu den Einsatz von Heilkräutern betrifft, empfiehlt das amerikanische *Medical College of Wisconsin*

- ● **Zimt** (Botanischer Name: Cinnamomum verum)

2-mal täglich je 500 mg.

Von der traditionellen indianischen Volksmedizin wiederum erfahren wir, dass das Heilkraut

- **Babchi** (Botanischer Name: Psoralea corylifolia)

für Blase sowie Milz und Nieren – die beiden letzteren als die wichtigsten Organe für Blasenkontrolle überhaupt – empfehlenswert ist.

Empfohlene **Dosis** nicht bekannt.

Als traditionales chinesisches Heilkraut wird in diesem Fall

- **Astragalus** (Botanischer Name: Astragalus mebranaceus)

gemäß Forschung an der *Chinese University of Hong Kong* und dem amerikanischen *Mountainwest Institute of Herbal Sciences* in Salt Lake City, Utah, empfohlen.

Mit einer täglichen **Dosis** von bis zu 4-mal täglich je 250 mg.

Auch Bestrahlungstherapie kann urinäre Inkontinenz in Prostata-Krebspatienten hervorrufen, wogegen die Forschung an der iranischen *Shahid Behesti University of Medical Science* in Teheran

- **Kurkumin** (Botanischer Name: Curcuma longa)

empfiehlt. Nicht zuletzt als Mittel zur Verminderung des Risikos von durch die Bestrahlung hervorgerufenem Sekundär-Krebs.

Empfohlene tägliche **Dosis:** bis zu 1.000 mg.

Schließlich wird

- **Körperliche Bewegung**

zur Verbesserung der Beckenmuskelstärke, verbunden mit Blasentraining von der amerikanischen *National Association for Continence* in Spartanburg, South Carolina, und der *American Physical Therapy Association (APT)* sehr empfohlen.

Wissenschaftlich bestätigt durch das amerikanische *Rehabilitation Institute of Chicago* und das *Brigham & Women's Hospital* in Boston. Unter Berücksichtigung der vom amerikanischen Gynäkologen Arnold Kegel 1948 entwickelten sogenannten *Kegel Schwangerschaftsübungen* zur Stärkung der Beckenbodenmuskeln.

KACHEXIE

Wie mehrfach betont, hat die konventionell-onkologische Krebsbehandlung mit Chemo- und Strahlentherapie erhebliche Nebenwirkungen. Diese gipfeln in einem allgemeinen Kräfteverfall (medizinisch *Kachexie* bzw. *Cachexia* bezeichnet), wie u.a. an der *Ohio State University* wissenschaftlich bestätigt.

Verbunden u.a. mit Gewichtsverlust, Muskelschwäche (Sarkopenie) aufgrund von Mangelernährung aufgrund eines rasanten Proteinverfalls.

In diesem Sinne ist Kachexie zwar keine ,Krankheit', aber im strengen Sinn ein komplexes metabolisches Phänomen (Syndrom), von dem 80 % der Krebspatienten betroffen sind und an dem 40 % vorzeitig sterben.

Um dieses Schicksal abzuwenden, gibt es allerdings einige natürliche Mittel. Z.B.

- **Omega-3 (Fischöl)**

gemäß Forschung an der Rheinisch-Westfälischen *RWTH Aachen*.

Mit einer empfohlenen täglichen **Dosis** von 1.000 mg.

Ebenso die Aminosäuren

- **L-Glutathion**

und

- **L-Arginin**

lt. Forschung an der *University of Bridgeport* im amerikanischen Bundesstaat Connecticut.

Empfohlene tägliche **Dosis:** 100 mg L-Glutathion und 3-mal 1.000 mg L-Arginin.

Siehe auch die Kapitel

IMMUNSCHWÄCHE, MANGELERNÄHRUNG, INFEKTION

KONSTIPATION

Unter chronischer Konstipation, abgeleitet vom bereits 1400 v.Chr. geprägten lateinischen Wort *constipare*, versteht man lt. weltberühmter amerikanischer *Mayo Clinic* einen harten Stuhl von nur 2-mal oder weniger pro Woche.

Dies trifft vielfach bei Krebs als Ergebnis von Chemo- und Bestrahlungstherapie zu, abgesehen von der Möglichkeit, dass auch ein Tumor im Verdauungstrakt konstipierend wirken kann.

Zusätzlich können auch pharmazeutische Schmerzmittel diesen Effekt erzeugen.

Um dieses Problem zu beheben – wozu handelsübliche Laxative kaum hilfreich sind – ist entsprechend Forschung der amerikanischen *Johns Hopkins University,* der *University of North Carolina* in Chapel Hill sowie der *Mayo Clinic* in Minnesota, in erster Linie eine Änderung der Lebensweise zu empfehlen.

Insbesondere eine tägliche

- *Sauerstoffreiche Körperliche Aktivität*

wie z.B. Wandern, Tennis , Schwimmen, Laufen, etc., um so den Dickdarm zu stimulieren. Gemäß wissenschaftlicher Bestätigung an der renommierten amerikanischen *Johns Hopkins University* in Baltimore, Maryland, und der *University of North Carolina* in Chapel Hill.

Ergänzt durch Konsumation von 15-20 g

- *Ballaststoffen*

pro Tag (entsprechend 2 Portionen ballaststoffreicher Cerealien), und mit

- *Flüssigkeit*

in Form von bis zu 2 Liter Wasser und Fruchtsaft.

Indem der Mangel beider (Ballaststoffe und Flüssigkeit) gemäß der *American Society of Colon and Rectal Surgeons* die Hauptursache für Konstipation darstellt.

Hervorragende Quellen für Ballaststoffe sind u.a. gemäß Forschung an der *University of Toronto* sowie der *McGill University* im kanadischen Montreal und wissenschaftlich validiert auch vom U.S.-amerikanischen Landwirtschaftsministerium wie folgt:

- Getreide (Gerste, brauner Reis, Couscous) alles gekocht.

- Früchte (getrocknete Feigen, Himbeeren, Pflaumen)

- Gemüse (vor allem gekochter Brokkoli, gekochter Rosenkohl, gekochte Artischocken, gebackene Süßkartoffeln mit Schale, etc.)

- Gekochte Hülsenfrüchte (Schwarze Bohnen, Wachtelbohnen, Pinto Bohnen, Kidneybohnen und Linsen)
  sowie

- Nüsse (speziell Mandeln, aber auch Pecan- und Erdnüsse)

Auch die Frischwasser-Alge

- ***Chlorella*** (Botanischer Name: Chlorella vulgaris)

ist lt. Forschungsergebnis am *Mimasaka Women's College* in Okayama, Japan eine hervorragende Quelle für Ballaststoffe. Mit einer empfohlenen täglichen **Dosis** von 1.000 mg.

KOPFSCHMERZEN

Bestimmte chemotherapeutische Medikamente sowie Bestrahlungstherapien können mit ihren erheblichen Auswirkungen auf das zentrale Nervensystem sehr starke Kopfschmerzen auslösen.

Werden diese abermals synthetisch mit Schmerztabletten behandelt, sind Magenprobleme und andere Nebenwirkungen eine vielfache Konsequenz, wie u.a. wissenschaftlich von der *State University of New York* in Brooklyn und der *National Headache Foundation* in Chicago bestätigt wird.

Basierend auf diesen Erkenntnissen und wissenschaftlich auch vom amerikanischen *New England Center for Headache* in Stamford, Connecticut, bestätigt, sind folgende wichtige Nährstoffe gegen Kopfschmerzen empfehlenswert:

- *Magnesium* 400 mg pro Tag.
- *Vitamin B-2* 400 mg pro Tag 2-3 Monate lang.
- *Lecithin* 200 mg pro Tag.
- *Fisch-* oder *Leinsamen-Öl (*reich an Omega-3 Fettsäuren), 15 Gramm pro Tag.

Ebenso 125 mg getrocknetes

- *Mutterkraut* (Botanischer Name: Tanacetum parthenium L.)

 gemäß gleicher Forschungsquelle.

Das am meisten und seit Jahrtausenden erfolgreich gegen Kopfschmerzen verwendete Heilkraut ist aber sicherlich nach hin hinreichender Forschung u.a. an der amerikanischen *University of Maryland* die Rinde der

- *Weide* (Botanischer Name: Salix alba)

welche der deutsche Pharmakonzern Bayer vor etwas mehr als 100 Jahren synthetisierte, um sie patentieren zu können.

Für eine empfohlene *Dosis* siehe Beipackzettel.

Beruhend auf den wissenschaftlichen Erkenntnissen der Neurologischen Klinik an der *Christian-Albrechts University* in Kiel sind 1.000 mg

- *Pfefferminz Öl*

auf die Stirn aufgetragen effektiver als pharmazeutische Schmerztabletten – und ohne Nebenwirkungen.

>>><<<

Siehe auch das Kapitel
SCHMERZEN

MANGELERNÄHRUNG

Mangelernährung ist nicht nur eine Frage der Quantität, d.h. zu wenig Kalorien aufgrund von Appetitlosigkeit. Sondern es ist vielmehr ein *qualitatives* Problem in Form *ungesunder* Ernährung, die ad hoc und wiederholt zu Krankheiten führen kann.

Ebenso ist eine komplexe negative Auswirkung auf das Immunsystem gegeben, wie sowohl die *London School of Hygiene & Tropical Medicine* in Großbritannien als auch das deutsche *Max Planck Institute for Infection Biology* wissenschaftlich bestätigen.

Umgekehrt kann gesunde Ernährung gegen verschiedene Arten von Krebs schützen, wie die Forschung an der amerikanischen *Texas A&M University* wissenschaftlich bestätigt. Z.B. kann danach die tropische Frucht **Mango** helfen, Brustkrebs zu verhindern.

Allerdings hat eine kürzliche Studie des *World Cancer Research Fund,* erstellt für den *World Cancer Day* am 4. Februar 2015 ergeben, dass die Hälfte der Bevölkerung in den modernen Industriestaaten den Zusammenhang zwischen gesunder Ernährung und Krebs überhaupt nicht kennen.

Dabei hat erst vor kurzem die *World Health Organization (WHO)* einen alarmierenden wissenschaftlichen Bericht veröffentlicht, wonach der tägliche Konsum von 70 Gramm an sogenanntem 'roten' Fleisch (Rind- & Schweinefleisch) jährlich zu weltweit 34.000 Kolorektalkrebs Diagnosen führt.

Tatsächlich kann – wie u.a. an der berühmten amerikanischen *Harvard University* wissenschaftlich bestätigt, ‚westliche' Nahrung mit ‚rotem' Fleisch und raffiniertem Mehl sowie sehr fetten Milchprodukte zu vorzeitigem Tod bei Prostata-Krebspatienten führen.

In diese Richtung geht auch das Forschungsergebnis am italienischen *IRCCS-Instituto di Ricerche Farmacologiche,* demzufolge die vorgenannte ‚westliche' Ernährung Gebärmutterkrebs erzeugen kann.

Zu einem ähnlich alarmierenden Ergebnis kommt auch eine Meta-Studie der amerikanischen *Tufts University* mit mehr als 600.000 Probanden in 50 Ländern, wonach der Konsum zuckerhaltiger Getränke weltweit jährlich 200.000 Tote hervorruft. (Eine höchst dramatische Zahl, wenn man bedenkt, dass rd. 50 % der Bevölkerung - insbesondere Jugendliche - diese zuckerhaltigen Getränke regelmäßig konsumieren.)

Dieses Ergebnis ist im Zusammenhang mit einer Studie des staatlichen U.S. *National Cancer Institute* zu sehen, wonach jene Personen ein um das 6-fache höheres Risiko an Hautkrebs haben, welche reichhaltig süße Limonadengetränke konsumieren.

Allerdings ist es ein Mythos zu glauben, dass die modernen ‚Diät'-Limonaden die gesundheitliche Antwort sind. Denn diese sind ein besonderes Risiko für jene Krankheiten, welche an der Spitze der chronischen Krankheiten stehen: Herzversagen, Krebs und Diabetes.

Stattdessen haben insbesondere 'organische' Lebensmittel mit einem hohen Anteil an Vitaminen, Mineralien und anderen Nährstoffen für die biologische Funktionsfähigkeit unseres Körpers eine hohe Bedeutung. Was leider – wie bereits erwähnt – gemäß Forschung des *World Cancer Research Fund* – nur von rd. der Hälfte der Bevölkerung in unserer industrialisierten Welt verstanden wird.

Eine der gesündesten Formen der Ernährung ist dabei gewiss

- ### *Mediterrane Kost*

mit nativem Olivenöl extra , um z.B. das Risiko von Brustkrebs zu verringern – so das Forschungsergebnis u.a. an der *University of Navarra* in Pamplona, Spanien.

Ebenso kann lt. wissenschaftlicher Erkenntnis des oben erwähnten italienischen *IRCCS Institute* ein ausgeprägter Konsum an Früchten, Gemüse, Nüssen, Hülsenfrüchten, Müslis, Kartoffeln, Fisch und Ballaststoffen das Risiko von Gebärmutterkrebs um 60 % verringern.

In diesem Zusammenhang mit Mediterraner Ernährung wurden auch Erd- und andere Nüsse als Quelle von Ballaststoffen, Omega-3 Fettsäuren und Vitamin E als wissenschaftlich wertvoll von der niederländischen *Maastricht University* bestätigt. Ebenso Vitamin C in Früchten und Gemüsearten – wissenschaftlich bestätigt u.a. an der dänischen *University of Copenhagen*.

Ähnlich kann

- ### *Vegetarische Küche*

das Krebsrisiko um 45 % zu reduzieren, so das Forschungsergebnis u.a. am der *Loma Linda University* in Loma Linda, Kalifornien, und dem britischen *Cancer Research UK* bei einer Untersuchung von 20 verschiedenen Krebsarten in Oxford, England.

• *Soja*

ist eine weitere wichtige pflanzliche Ernährung, um das Aufflammen von Brustkrebs zu vermeiden – so das Forschungsergebnis an der *Georgetown University* in Amerikas Hauptstadt Washington, D.C.

Auch sollte man mindestens einmal pro Woche

• *Gemüsearten der ‚Kohl-Familie'*

wie Brokkoli, Kohl, Kraut, Kohlrüben, und Kohlsprossen aufgrund ihrer Substanz *Sulforaphan* und des Enzyms *Myrosinase* gegen Krebs und Gelenkverschleiß (Osteoarthritis) konsumieren.

Dies geht auf eine über 20 Jahre angesetzte Forschung an der namhaften amerikanischen *Johns Hopkins University* in Baltimore, Maryland, zurück. Wissenschaftlich bestätigt u.a. auch am sehr bekannten amerikanischen *Dana-Farber Cancer Institute* in Boston, Massachusetts.

In diesem Zusammenhang sollte man auch nicht die Kraft von *fermentiertem* Kohl übersehen – hinlänglich bekannt unter dem Begriff

• *Sauerkraut*

Aufgrund seiner krebsabweisenden Substanzen – so das Forschungsergebnis am *MTT Agrifood Research Finland* in Jokioinen, Finnland.

So wie auch dunkelgrünes Blattgemüse wie Spinat und Kohl, welches gemäß Forschung der *University of Leicester* in Leicester, England, das Risiko von Diabetes lindert.

Gewissermaßen 'unter dem Strich' sind nach wissenschaftlicher Untersuchung insbesondere folgende Nahrungsmittel sehr gesund:

• *Äpfel*

Sozusagen als 'Wunder-Frucht' und ausgezeichnetes Antioxidans gegen 'freie Radikale' und indem es einerseits das ‚schlechte' Cholesterin (LDL) reduziert und gleichzeitig das ‚gute' (HDL) innerhalb von 6 Monaten erhöht, so das Forschungsergebnis an der amerikanischen *Florida State University*.

Gemäß Forschung an der niederländischen *Wageningen University* in Wageningen, können Äpfel auch das Risiko von Schlaganfall um die Hälfte reduzieren.

Mehr als das: gemäß Forschung des berühmten amerikanischen *Dana-Farber Cancer Institute* in Boston, Massachusetts, können potentiell Äpfel aufgrund der enthaltenen natürlichen Substanz *Quercetin* das Risiko einer Entstehung von Darm-/Brust-/Mund-Krebs minimieren.

Eine weitere sehr potente Frucht sind

- **Blaubeeren/Heidelbeeren**

gegen u.a. Gedächtnisproblemen und hohen Blutdruck gemäß Forschung u.a. an der berühmten amerikanischen *Harvard University,* der ebenfalls amerikanischen *Texas Woman's University* in Denton, Texas, und der *University of East Anglia* in Norwich, England. Sowie potentiell zur Behandlung von Parkinson, beruhend auf dem Forschungsergebnis an der *Memorial University of Newfoundland* in St. John's, Canada.

Ähnlich vermögen

- **Cranberries** (Botanischer Name: Vaccinium macrocarpon)

aufgrund der darin enthaltenen *Benzoesäure* die Entstehung von Lungen- und Dickdarmkrebs sowie Leukämie unterbinden. So das Forschungsergebnis der amerikanischen *University of Rochester* im US-Bundesstaat New York. Wissenschaftlich bestätigt durch das berühmte amerikanische *Dana-Farber Cancer Institut e* in Boston, Massachusetts.

Tranige

- **Fisch-Arten**

wie Lachs, Hering, Forelle, Makrele, Sardinen und Sardellen können gemäß Forschung an der amerikanischen *University of California (UCLA)* in Los Angeles Herz und das Nervensystem stabilisieren.

- **Süßkartoffeln**

wiederum stehen oben auf der Liste, wenn es z.B. um Vitamine A und C geht. Sowie Eisen Protein und Kalzium, gemäß Forschung am *Center for Science in the Public Interest* in Amerikas Hauptstadt Washington, D.C.

● *Avocados*

sind ebenfalls äußerst gesund, nicht nur wegen ihres hohen Gehalts an Vitaminen B, E und K, sondern ihres ebenfalls hohen Gehalts an einfach ungesättigten Fettsäuren, wie u.a. die Forschung an der amerikanischen *Ohio State University* bestätigt.

● *Erdnüsse*

sind überhaupt das am meisten unterschätzte Nahrungsmittel auf diesem Planeten. Während die meisten von uns Erdnüsse einfach nur 'gerne essen', hat die Forschung an der amerikanischen *Vanderbilt University* in Nashville, Tennessee, ergeben, dass eine mit diesen Hülsenfrüchten erheblich angereicherte Ernährung das Risiko vorzeitigen Ablebens (insbesondere bei Herz-Kreislauf-Problemen) um 25 % senken kann.

Ebenso unterschätzt wird vielfach der gesundheitliche Wert von

● *Spargel*

als Antioxidans zur Unterstützung unseres biologischen Körpersystems gegen chronische Krankheiten, einschließlich Darm-/Prostata-/Brust-/Lungen- und anderer Krebsarten. Beruhend auf dem Forschungsergebnis u.a. der amerikanischen *University of California* in Los Angeles *(UCLA)*.

Ergänzt durch

● *Zwiebeln*

und Schallotten wegen ihrer antioxidantiellen Kraft zur Krebsabwehr, gemäß Forschung u.a. an der *Cornell University* in Ithaca im US-Bundesstaat New York.

Ähnliches gilt für

● *Knoblauch*

weil der darin enthaltene bio-chemische Stoff *Allicin* nicht nur Krebs bekämpfen kann, sondern auch das vielfach in Krankenhäusern auftretende MRSA. So die Forschung u.a. am *Weill Cornell Medical College* in New York, dem *Cancer Research UK* in London, dem *Weizmann Institute* in Rehovot, Israel, sowie dem *Beijing Institute of Cancer Research* in China – und vielen anderen medizinischen Hochschulen und Forschungsstätten weltweit.

Gemäß Forschung der britischen *London School of Hygiene & Tropical Medicine* und dem deutschen *Max Planck Institute for Infection Biology* hat Mangelernährung einen komplexen negativen Einfluss auf **Entzündungen** und das körperliche **Immunsystem.**

Allerdings kann manchmal ‚weniger‘ auch ‚mehr‘ sein, wenn es um die Risikominderung eines Krebs-Rückfalles geht. Und zwar indem man

- *Nächtliches Fasten*

über bis zu 12 Stunden beibehält – so die Forschung an der *University of California* in San Diego.

Hier ist zu fragen, ob stattdessen 'Multivitamine' genommen werden können. Nein können sie keineswegs – aus 2 Gründen:

Diese Nahrungsergänzungsmittel sind in vielen Fällen nicht organisch und keine Ganzheit, sondern industriell gefertigte Extrakte. Und zweitens entspricht ihr Gehalt in den meisten Fällen deutlich weniger als der Körper benötigt. Salopp ausgedrückt: zum Sterben zu viel, aber zum Leben zu wenig...

>>><<<

Siehe auch die Kapitel
INFEKTIONEN, IMMUNSCHWÄCHE

>>><<<

MÜDIGKEIT

Müdigkeit ist insofern ein kontroverses Gesundheitsproblem, als es bisher keine klare wissenschaftliche Definition gibt, ob es sich dabei um ein rein physisches oder aber ein psychosomatisches Phänomen handelt.

Nach dem Verständnis u.a. des amerikanischen *Center for Effective CFS/Fibromyalgia Therapies* in Annapolis, Maryland, kann Müdigkeit verschiedene metabolische sowie medizinische Ursachen haben. Z.B. Unterzuckerung, Depression, Schlaflosigkeit, Erinnerungsschwächen, Anämie, Herzprobleme, Schilddrüsenprobleme, Hormon-Defizienzen (Östrogen oder Testosteron – und eben auch Krebs.

Denn gerade die konventionelle Krebstherapie mit Chemo- und Bestrahlungstherapie fordert das biologische Gleichgewicht des Körpers auf dramatische Weise heraus.

Eine der möglichen Reaktionen des Körpers in diesem Fall ist Müdigkeit durch Störung des Adrenalin-Haushalts, der für körperliche Energie und Ausdauer verantwortlich ist. Diese unnatürlichen Krebsbehandlungen sind sozusagen ein ‚schweres Geschütz' gegen den natürlichen körpereigenen Energiehaushalt, was ihre Auswirkung selbst Jahre nach Beendigung dieser Therapie haben kann. Wie u.a. das sehr bekannte amerikanische *Moffitt Cancer Center* wissenschaftlich bestätigt hat.

Krebsspezifische Müdigkeit kann auch durch die so beeinträchtigte Blutzirkulation mit Bildung von Blutgerinnseln entstehen – als Konsequenz der onkologischen Nebenwirkungen wie u.a. Fehlernährung und körperfeindlicher Medikation. (Siehe auch Kapitel **BLUTGERINNSEL.**)

Ebenso erhöhen nach Forschung u.a. an der *University of Granada* in Spanien Depression und Schmerzen die Müdigkeit – als Beispiel dafür, wie sehr der Mensch als Ökosystem verwoben ist.

Eine weitere Ursache für krebsspezifische Müdigkeit kann durch diese Krankheit hervorgerufener Stress sein, wie eine Studie am an der amerikanischen *Ohio State University* zeigt.

Unter keinen Umständen sind jedoch synthetisch-chemische Medikamente geeignet, insbesondere krebsspezifische Müdigkeit zu relativieren. Im Gegenteil, sie verschlimmern nur den ‚Teufelskreis'.

Stattdessen sollten dafür u.a. folgende Heilkräuter im und außerhalb des Regenwaldes in Betracht gezogen werden. Z.B.

- **Maca** (Botanischer Name: Lepidium meyenii*)*

Diese Heilpflanze aus dem Hochgebirge der südamerikanischen Anden, auch 'Peruanischer Ginseng' genannt (obwohl es im strengen botanischen Sinne nicht zur Familie der Ginseng-Kräuter gehört) kann Müdigkeit auf natürliche Weise (ohne Nebenwirkungen) erleichtern.

So das wissenschaftliche Forschungsergebnis u.a. an der *Northumbria University* in Newcastle, Großbritannien.

Empfohlene **Dosis:** 1-2-mal täglich je 750 mg.

Ein weiteres Heilkraut ist

- **Suma** (Botanischer Name: Pfaffia paniculata)

Die Wurzeln dieser als 'Brasilianischer Ginseng' bezeichneten strauchartigen Kletterpflanze werden erfolgreich u.a. gegen Müdigkeit, Schmerzen und Entzündungen unterschiedlicher Ursachen eingesetzt, vor allem in Brasilien und in Peru.

In unserer westlichen Hemisphäre wissenschaftlich bestätigt u.a. am amerikanischen *Jefferson Medical College* in Philadelphia, Pennsylvania.

Empfohlene **Dosis:** 2-4-mal täglich je 1.000 mg.

Ähnlich die Forschungsergebnisse des bekannten amerikanischen *Sloan Kettering Cancer Center* für 2 weitere Heilkräuter aus dem Regenwald des Amazonas:

- **Muira puama** (Botanischer Name: Ptychopetalum olacoides)
  Empfohlene tägliche **Dosis:** 1 Tasse Kräuterabsud
- **Yerba mate** (Botanischer Name: Ilex paraguayiensis)
  Empfohlene tägliche **Dosis:** 1.000-2.000 mg
  sowie
- **Ginseng** (Botanischer Name: Panax quinquefolius)
  Empfohlene **Dosis:** bis zu 4-mal täglich je 1.000 mg

Ein anderes hilfreiches Heilkraut gegen Müdigkeit kommt aus Indien – dort nicht nur seit 3000 Jahren dafür bekannt, sondern auch neuzeitlich wissenschaftlich von der dortigen *CSM Medical University* sowie von der amerikanischen *University of Michigan* bestätigt:

- ***Ashwagandha*** (Botanischer Name: Withania somnifera)

Empfohlene ***Dosis:*** 2-mal täglich je 500 mg.

Gemäß Forschung der *American Herbalist* Guild kann eine tägliche Tasse Tee aus

- ***Pfefferminz*** (Botanischer Name: Mentha piperita)
  &
- ***Holunder*** (Botanischer Name: Sambucus nigra L.)

aufgrund ihrer antimikrobischer Kraft Müdigkeit überwinden.

Die Aminosäure

- ***L-Ornithin***

enthalten u.a. in Milchprodukten, Eiern, Fisch und Fleisch, kann ebenfalls Müdigkeit überwinden. So die Forschung u.a. an der *Wakayama Medical University* und der *Osaka City University Graduate School of Medicine* in Japan.

Empfohlene ***Dosis:*** 3-mal täglich je 1.500 mg.

Ebenso ist nach Forschung an der amerikanischen *Temple University* in Philadelphia, Pennsylvania, der von der Aminosäure L-Arginin abgeleitete Nährstoff

- ***Creatin***

gegen Müdigkeit wirksam.

Empfohlene ***Dosis:*** 6-mal täglich je 4.000 mg.

Das gleiche gilt für

- ***Galantamin***

Abgeleitet vom kaukasischen Schneeglöckchen (Botanischer Name: Galanthus caucasicus), gemäß Forschung an der *Erciyes University Medical School* in Kayseri, Türkei.

Empfohlene *Dosis:* bis zu 8 mg täglich.

Oder man nehme den chinesischen Pilz

- *Cordyceps*

zur Verbesserung des Energiehaushalts, so die Forschung an der amerikanischen *University of Arizona* in Tucson.

Empfohlene *Dosis:* bis zu 4-mal täglich je 1.500 mg.

Ebenso, seit 5000 Jahren in der *Traditionellen Chinesischen Medizin (TCM)* bekannt und neuzeitlich von der amerikanischen *University of Arizona* in Tucson, Arizona, wissenschaftlich bestätigt, werden die beiden Heilkräuter für einen verbesserten Energie-Haushalt genannt:

- *Astragalus* (Botanischer Name: Astragalus membranaceus), mit einer empfohlenen *Dosis* von 2-mal täglich je 55 mg sowie (in flüssiger Form – empfohlene *Dosis* siehe Beipackzettel)
- *Sibirischer Ginseng* (Botanischer Name: Eleutherococcus senticosus) in flüssiger Form – empfohlene *Dosis* siehe Beipackzettel

Letztere zusätzlich vom amerikanischen M.D. Anderson Cancer Research Center an der *University of Houston*, TX, dem größten Krebsforschungsinstitut der Welt bestätigt.

Ebenso kann als Forschungsergebnis u.a. der *University of Exeter* in Großbritannien

- *Abstehendes Johanniskraut* (Botanischer Name: Hypericum perforatum)

Müdigkeit abschwächen.

Empfohlene *Dosis:* 2-mal täglich je 900 mg.

- *Kakao*

kann ebenfalls Müdigkeit auf natürliche Weise bekämpfen, indem es die Gehirnchemikalie Serotonin verstärkt lt. Forschungsergebnis an der britischen *University of Hull*.

- **Grüner Tee** (Botanischer Name: Camellia sinensis)

hat nicht nur krebsabweisende Eigenschaften, sondern kann gemäß Forschung an der *Osaka City University* Graduate School of Medicine in Japan auch Müdigkeit bekämpfen.

Empfohlene tägliche **Dosis:** bis zu 300 mg.

Dabei ist gemäß Forschung an den amerikanischen *University of Arizona* in Tucson, der *University of Wisconsin*, der *University of California* in Davis, sowie der *Pacific Western University* in Los Angeles, eine Verblendung mit folgenden Nährstoffen ratsam:

- **Vitamin C**

mit einer empfohlenen täglichen **Dosis** von mindestens 250 mg.

Plus

- **Vitamin E**

mit einer empfohlenen täglichen **Dosis** von 800 I.E.

Gemeinsam mit einer empfohlenen **Dosis** von 200 mcg

- **Selen**

sowie einer empfohlenen Dosis von 100 mg

- **Coenzym Q10**

und dem Steroid Hormon

- **DHEA** (Dehydroepiandrosterone)

mit einer empfohlenen **Dosis** von täglich bis zu 100 mg

Abgerundet durch 8 Stunden

- *Schlaf*

zur Unterstützung der körperlichen Energie.

Ein anderes Coenzym mit hoher Reputation ist

- *Coenzym-1*

    auch

- *NADH*

genannt (als Abkürzung für **N**icotinamide **A**denine **D**inucleotide **H**ydrogen), eine Antioxidanzform von Vitamin B-3 zur Produktion von Energie in den Zellen.

So das Ergebnis der Forschung und wissenschaftlichen Bestätigung am *Georgetown University Medical Center* in Amerikas HauptstadtWashington, D.C.

Empfohlene tägliche **Dosis:** 10 mg.

Nach Forschung am *Imperial College* in London und der *University of London* ist Müdigkeit eine Frage von Muskel-Skelett-Schmerzen und eines Ungleichgewichtes an Phospholipiden (eine Fett-Art) im Gehirn.

Um dies auszugleichen, ist es sinnvoll, fetten Fisch wie z.B. Lachs in die Nahrung einzubeziehen.

Zusätzlich empfiehlt die amerikanische *Robert Wood Johnson Medical School* in Brunswick, New Jersey, u.a.

- *Fischöl* bzw. *Nachtkerzen-Öl*

    sowie

- *Blaubeeren/Heidelbeeren* bzw. *Traubenkerne*

gegen Müdigkeit als Folge einer onkologischen Krebstherapie.

• *Körperliche Bewegung*

insbesondere in frischer Luft 20-30 Minuten lang mindestens 5-mal pro Woche wird außerdem z.B. vom renommierten amerikanischen *Moffitt Cancer Center Research Institute,* wissenschaftlich bestätigt u.a. an der *University of Arizona* in Tucson, sowie vom U.S.-staatlichen *National Institute of Aging* in Bethesda, Maryland.

MUSKELSCHWÄCHE

Wenn Krebs Metastasen in Knochen bildet (was häufig bei Brust-/Lungen-/Prostata-Krebs sowie Multiplem Myelom geschieht), so ist dies nicht nur eine Frage von Osteoporose, sondern auch von Muskelschwäche zusätzlich zu Schmerzen, Knochenbrüchen und Nervenkompressionen. Wofür die konventionelle Onkologie bisher keine Antwort hat, wie die amerikanische *Indiana University* wissenschaftlich bestätigt.

Gemäß Forschung u.a. an der *University of Queensland* in Brisbane, Australien, sind gegen diese Muskelschwäche

- *Omega-3*

polyunsaturierte Fettsäuren von Fischöl empfehlenswert. Wissenschaftlich auch an der *Washington University* in St. Louis, im US-Bundesstaat Missouri bestätigt.

Empfohlene *Dosis:* 2-mal täglich bis zu je 1.500 mg.

Die gleichen Forscher in St. Louis/Missouri empfahlen auch

- *Rote Beete Saft*

zur Stärkung der Muskelkraft.

- *Alpha- Liponsäure*

ist ein weiterer hilfreicher Nährstoff, bekannt seit den 1950-er Jahren, u.a. an der amerikanischen *University of Texas* in Austin, Texas.

Empfohlene *Dosis:* 2-mal täglich je 300 mg.

Auch

- *Vitamin E*

kann zum Muskelaufbau beitragen gemäß Forschung an der amerikanischen *Georgia Regents University* in Augusta im US-Bundesstaat Georgia.

Empfohlene tägliche *Dosis:* bis zu 1.000 I.E.

Ebenso eine Ernährung reich an

- *Protein*

mit z.B. Müsli-Frühstück, Sandwich oder Salat zu Mittag und Fleisch zum Abendessen.

Beruhend auf Forschung der amerikanischen *University of Texas* in Galveston, der *International Sarcopenia Initiative* und dem *Hospital Universitario Ramon y Cajal* in Madrid, Spanien.

Körperliche Aktivität an der frischen Luft sollte all dies untermauern – unter besonderer Berücksichtigung von

- *Strecken*

zum Aufbau von Stärke und Ausdauer. Gemäß Forschung u.a. an der amerikanischen *Louisiana State University* in Baton Rouge, der *Brigham Young University* in Hawaii, und dem *American College of Sports Medicine (ACSM)* in Indianapolis.

Eine 'exotisch' scheinende Lösung kommt von der amerikanischen *University of Iowa* hinsichtlich Stärkung der Muskeln durch Substanzen, welche sich in

- *Apfelschalen*

finden sowie der Substanz *Tomatidin* in

- *Grünen Tomaten*

OSTEOPOROSE

Biologische Ursachen für die Entstehung von Osteoporose (Verlust an Knochenmasse) können nach wissenschaftlichem Verständnis der amerikanischen *Harvard University* und dem *University of Michigan Comprehensive Cancer Center* **Bauchfett** sein. Beziehungsweise gemäß Forschung der britischen *St. George's Hospital Medical School* in London **hoher Blutdruck**, bzw. lt. dem deutschen *Max Planck Institute of Psychiatry* in München auch **Depressionen**.

Vor allem schwächt **Chemotherapie** die Knochenmasse und führt damit zu Osteoporose. Wissenschaftlich bestätigt u.a. an der *Indiana University* in Bloomington, im US-Bundesstaat Indiana.

Dies trifft insbesondere zu bei Brustkrebs, wenn dieser mit Aromatasehemmern (Aromatase-Inhibitoren) behandelt wird sowie bei Prostata-Krebs (bei Behandlung mit Androgen-Deprivation oder einer Bisphosphonat-Behandlung.

Gemäß Forschung und wissenschaftlicher Bestätigung der kanadischen Institutionen *Universite de Montreal,* dem *Centre Hospitalier de l'Universite de Montreal (CHUM), McMaster University,* der *University of Toronto* und der *University of British Columbia.*

Ebenso können Metastasen als Folge der Bestrahlung bei Prostata-Krebs negative Auswirkungen auf das Knochengerüst haben. Auch kann eine konventionelle *Bisphosphonat*-Behandlung zur Erhöhung der Knochendichte bzw. Minderung der Frakturgefahr negative Auswirkungen auf das Knochengewebe haben.

Indem es das Risiko atypischer Frakturen erhöht, bestätigt durch das hoch angesehene amerikanische *Hospital for Special Surgery* und der *Columbia University* in New York. Mit anderen Worten, während Bisphosphonate einerseits die *Quantität* der Knochenmasse erhöht, ruiniert sie die Knochen-*Qualität*. – Eine 'schizophrene' Situation.

Osteoporose-Medikamente haben allerdings noch weitere Nebenwirkungen, die lt. Forschung der amerikanischen *Oregon Health and Science University* in Portland im US-Bundesstaat Oregon zu schweren Sehbehinderungen führen können.

Deshalb ist es sehr wichtig, den Knochenabbau auf natürliche Weise vorzugsweise mittels gesunder Ernährung – unter besonderer Berücksichtigung von Vitamin D, Kalzium und Proteinen – zu behandeln.

Ebenso durch körperliche Aktivität. Wissenschaftlich abgesichert u.a. von der *International Osteoporosis Foundation* sowie der amerikanischen *Tufts* University und dem *Medical College of Wisconsin* in Milwaukee, US-Bundesstaat Wisconsin.

- ### *Vitamin D*

betreffend, sollte dieses von Vitamin-D-reicher Kost wie Vollkorn, Müsli, Eiern, Lachs, Tofu, Soja, Yoghurt, Lebertran oder Speisepilzen kommen. Sowie durch Sonne auf der Haut möglichst 20 Minuten 5 mal in der Woche.

Falls Vitamin D jedoch in Form von Nahrungsergänzungsmitteln genommen wird, sollten es nicht weniger als täglich 2.000 I.E. sein. So das amerikanische Forschungsergebnis u.a. an der *Boston University* und der *Tufts University*, wissenschaftlich bestätigt auch am *Massachusetts General Hospital* sowie an der niederländischen *University of Maastricht*.

- ### *Kalzium*

sollte ebenfalls vorzugsweise über die Nahrung kommen wie u.a. von dunkelgrünem Blattgemüse (Spinat, Kohl, Brokkoli, etc.), Milch, Käse, Fisch (wie Lachs, Austern, Sardinen, etc.), Haferflocken, Yoghurt, Sojabohnen, etc.

Falls jedoch als Nahrungsergänzungsmittel, dann 3 mal täglich bis zu je 500 mg, und dies gemeinsam mit Magnesium für eine bessere Aufnahme, so die Empfehlung der *Tufts University* und *University of Utah* in den USA sowie der *Australian Catholic University*.

Wie wichtig beides – Vitamin D und Kalzium – für den Knochenhaushalt sind, wurde einmal mehr wissenschaftlich beim *World Osteoporosis Day* im Oktober 2015 in Boston, USA, von der *International Osteoporosis Foundation* (mit Sitz in Nyon, Schweiz) bestätigt.

Ebenso in einer Meta-Analyse der U.S. *National Osteoporosis Foundation* in Form von 8 klinischen Versuchen mit mehr als 30,000 Teilnehmern, wonach täglich 1.200 mg Kalzium und 800 I.E. Vitamin D das Risiko einer Hüft-Fraktur um nicht weniger als 30 % senken kann.

Die Bedeutung von Kalzium und Vitamin D (letzteres führt das erstere zu den Knochen) wurde nicht zuletzt auch durch Forschung an der australischen *University of Western Sydney Centre for Complementary* erfolgreich getestet – wissenschaftlich bestätigt am *Glendale Memorial Medical Center* in Glendale, Kalifornien.

Bezüglich Kalzium-Karbonat, welches auch aus Austernschalen gewonnen wird, empfiehlt das *Creighton University Osteoporosis Research Center* in Omaha im US-Bundesstaat Nebraska täglich bis zu 1.200 mg durch Nahrung in Form von u.a. Milch und Yoghurt bzw. 490 mg Käse.

Um Kalzium leichter aus dem Essen zu absorbieren, sollte man nach Erkenntnissen der *Ebetsu University* in Ebetsu, Japan, etwas Essig beimengen.

Zusätzlich wird eine tägliche **Dosis** von 10 mg

● **Vitamin K-2**

empfohlen, das den Kalzium-Verlust vom Knochenbau verringert und gleichzeitig die Knochendichte erhöht. Für dieses Vitamin gilt *Spargel* als die hauptsächliche natürliche Quelle. Ebenso aber auch grünblättriges Gemüse wie Spinat und Eisbergsalat - gemäß Forschung der *Harvard University* und der *University of California* in Los Angeles *(UCLA)*.

Weiter ist für die Knochendichte das Mineral

● **Eisen**

wichtig mit einer empfohlenen täglichen **Dosis** von mindestens 18 mg, gemäß Forschung der 3 amerikanischen Universitäten *University of Arizona, University of Arkansas* und *Columbia University.*

Zu einem ähnlich positiven Ergebnis kommt eine Studie an der *Tahoma Clinic* in Tukwila im US-Bundesstaat Washington mit einer Mischung von Kalzium, Vitamin D, VitaminK-2, Magnesium, Kalium und

● **Strontium**

welches ebenso das Knochenwachstum stimuliert.

Empfohlene tägliche **Dosis** für Strontium bis zu 680 mg.

(Nicht zu verwechseln mit radioaktivem *Strontium 90*; wir sprechen hier von elementarem Strontium.)

Zusätzlich können bis zu 800 mg

- **Magnesium**

helfen, das Kalzium-Niveau im Körper zu halten, wissenschaftlich bestätigt u.a. durch die namhafte amerikanische *Johns Hopkins University* in Baltimore, US-Bundesstaat Maryland, die *University of Milan* in Italien und *Loma Linda University* in Loma Linda, Kalifornien.

Magnesium ist reichlich in vielen Nahrungsmitteln gebunden wie u.a. Spinat, Vollkorn, Bohnen, Erbsen und Nüssen, etc.

Auch kann es gemäß berühmter amerikanischer *Mayo Clinic* auch intravenös (IV) verabreicht werden.

Dabei ist eine Kombination von Magnesium und Kalzium nach wissenschaftlicher Erkenntnis des deutschen *Silbersee Paracelsus Hospital* in Hannover besonders bei Osteoporose empfehlenswert.

Zusätzlich zu 3 mg

- **Boron**

für eine effiziente Prävention und Behandlung von Osteoporose – gemäß des *Grand Forks Human Nutrition Research Center* in Grand Forks, im US-Bundesstaat North Dakota.

Ebenso 5 mg

- **Mangan**

und 50 mg

- **Vitamin B-6**

plus 1 mg

- **Vitamin B-9 (Folsäure)**

gemäß Empfehlung des *American Holistic Center* in Chicago.

Die Vitamine B-6 und K werden im Übrigen auch vom *Queen's Hospital* in Burton-on-Trend, Großbritannien, zum Knochenaufbau empfohlen.

Auch das im Vollkorn befindliche

- **Silikon**

hilft gemäß Forschung am *St. Thomas Hospital* in London beim Knochenaufbau und reduziert Knochenverlust.

Ein weiteres wichtiges Mineral für den Knochenbau ist

- **Kupfer**

von dem allerdings die meisten in unserer modernen Industriegesellschaft defizitär sind. Um dies auszugleichen, empfiehlt die *University of Eastern Finland eine* **Dosis** von 900 mcg pro Tag.

Dies wurde wissenschaftlich auch vom *Linus Pauling Institute* an der *Oregon State University* in den USA bestätigt. (Anmerkung: Dr. Linus Pauling war 2-facher Nobelpreisträger und Begründer der *Orthomolekularen Medizin*.)

Zwar hat das meiste Obst und Gemüse einen geringen Kupfer-Anteil, dafür aber sind folgende Nahrungsmittel reich daran: Rinderleber sowie Austern oder Nüsse (vor allem Mandeln und Pistazien) und Speisepilze.

Außerdem ist

- **Phosphor**

hilfreich, das gemeinsam mit Kalzium wirkt, so die wissenschaftliche Erkenntnis der namhaften amerikanischen *Johns Hopkins University* in Baltimore, Maryland. Indem sich Phosphor fast in allen Nahrungsmitteln findet – u.a. Fisch, Eier, getrocknete Erbsen und Bohnen – sind schon von daher keine Nahrungsergänzungsmittel zur Deckung des Bedarfs erforderlich.

Gemäß gleicher wissenschaftlicher Quelle ist auch

- **Kalium**

mit einer täglichen **Dosis** von 4.700 mg hilfreich, um einem Kalzium-Verlust entgegenzuwirken. Dabei ist Kalium insbesondere in den

Nahrungsmitteln Yoghurt, Tomaten, Spinat, Kartoffeln, Vollkorn sowie in Nüssen und Bananen reichlich vorhanden. Wissenschaftlich bestätigt u.a. an der britischen *University of Surrey* in Guildford, Surrey. Auch

- **Vitamin B-12**

wird u.a. durch Forschung an der amerikanischen *Tufts University* in Boston sehr empfohlen, um die Knochen-Mineraldichte auszugleichen – mit einer täglichen **Dosis** von 2,4 mcg. Natürliche Quellen von Vitamin B-12 sind u.a. Geflügel, Eier, Lachs und fettarmes Fleisch.

Zusätzlich hilft gleicher Forschungsquelle zufolge

- **Vitamin C**

dem Kalzium, um in die Knochen zu gelangen – mit einer empfohlenen täglichen Dosis von 1.000 mg vorzugsweise durch Vitamin-C-reiche Nahrung wie Obst und Gemüse.

Ähnlich das Ergebnis der Forschung an der *American University of Beirut*, Libanon, wonach sich eine Kombination der **Vitamine B/komplex, C, E** und **K** sehr positiv auf die Knochen-Mineraldichte auswirkt.

Ein anderer Nährstoff zur Vermeidung von Knochenabbau ist gemäß Forschung der amerikanischen *University of Arizona*

- **Kurkumin** (Botanischer Name: Curcuma longa)

Mit einer empfohlenen täglichen **Dosis** von bis zu 800 mg.

Dabei sollte man allerdings auch nicht den Nährwert von

- **Protein**

(z.B. in Lachs) übersehen, gemäß einer umfangreichen Forschung u.a. an der *Creighton University* im US-Bundesstaat Nebraska.

Ebenso sollte man Protein und Isoflavone von

- **Sojabohnen**

gemäß Forschung der britischen *University of Hull* berücksichtigen, wissenschaftlich auch von der *International Osteoporosis Foundation* bestätigt.

110 mg **Soja P**rotein kann gemäß Forschung an der amerikanischen *Tufts University* sowohl die Knochen-Mineraldichte sowie auch den Knochen-Mineralinhalt erhöhen. Wissenschaftlich bestätigt auch an der amerikanischen *Oklahoma State University* in Stillwater, Oklahoma (wo der Autor dieses Ratgebers auch einen Lehr- und Forschungsauftrag hatte) sowie an der kalifornischen *Loma Linda University* in Loma Linda.

Des Weiteren wird von der *University of Bern* in der Schweiz empfohlen, zur Stärkung des Knochengerüsts **Salat** zu essen. Vorzugsweise unter Hinzufügung von täglich 500 mg **Zwiebeln.**

Ähnlich positive Ergebnisse hat eine amerikanische Studie der *Tufts University* gemeinsam mit der *Boston University* bezüglich

- **Carotenoid**

erbracht, insbesondere mit **Lycopen**, einer Pflanzenchemikalie, welche in Tomaten und anderem roten Obst und Gemüse vorkommt und sowohl die Knochenformation unterstützt als auch das Risiko von Knochenbrüchen reduziert. Wissenschaftlich bestätigt an der *University of Toronto* und dem *St. Michaels Hospital* ebenfalls in Toronto.

Andererseits sind gemäß Forschung u.a. der amerikanischen *Tufts University* die handelsüblichen alkoholfreien Erfrischungsgetränke deshalb problematisch, weil sie die Knochendichte bzw. das Kalzium-Niveau im Körper reduzieren.

Eine ‚exotische' Empfehlung kommt von der australischen *RMIT University,* wonach die in Neuseeland beheimatete

- **Grünlippmuschel** (Wissenschaftlicher Name: Perna canaliculus)

gegen Osteoporose helfen kann.

Empfohlene tägliche **Dosis:** 1.000 mg.

Ähnlich hilfreich ist generell

- **Mediterrane Kost**

zum Schutz des Knochenbaus, gemäß Forschung u.a. am *Hospital Dr. Joseph Trueta* in Girona, Spanien. Denn diese Ernährung unterstützt die Konzentration von *Osteocalcin* und anderer knochenbildender Substanzen.

Dies gilt insbesondere für **Obst & Gemüse** sowie **Ballaststoffen** gemäß Forschung u.a. an der amerikanischen *Tufts University* und **Olivenöl** nach Forschung u.a. an der griechischen *Harokopio University* in Athen.

Zusätzlich ist

- *Körperliche Aktivität*

zu empfehlen. 45 Minuten täglich gemäß Forschung der *University of Florida* in Gainesville, oder zumindest 30 Minuten 2-3-mal pro Woche in Form von z.B. schnellem Gehen , Laufen, etc. gemäß der *National Osteoporosis Foundation* und dem *Helen Hayes Hospital in* Haverstraw, New York.

Auch **Gartenarbeit** hilft nach wissenschaftlicher Erkenntnis der amerikanischen *University of Arkansas* in Fayetteville, US-Bundesstaat Arkansas.

Ebenso kann nach Erkenntnissen der amerikanischen *Tufts University* **Gewichtheben** je 30 Minuten 4 mal pro Woche die Knochendichte erhöhen und Knochen-Frakturen vermeiden, ebenso wie **Krafttraining** generell nach wissenschaftlicher Erkenntnis des *American Council on Exercise* in San Diego, Kalifornien.

Was in diesem Zusammenhang die Rolle von Kalzium mit körperlicher Aktivität betrifft, so gibt es im deutschen *Institute for Quality and Efficiency in Health Care* in Köln abrufbare Erkenntnisse.

Die Bedeutung von Kalzium und Vitamin D verbunden mit körperlicher Aktivität betreffend, um Osteoporose zu überwinden, wurde auch hinlänglich von der *Association of Reproductive Health Professionals (ARHP)* in Amerikas Hauptstadt Washington, D.C., betont. Beruhend auf entsprechender amerikanischer Forschung an der *University of Cincinnati* in Cincinnati, Ohio sowie der *Creighton University* in Omaha, Nebraska.

Zusätzlich stärkt

- *Melatonin*

die Knochen, gemäß Forschung an der *McGill University* in Montreal, Canada, und der *University of Madrid* in Spanien.

SCHLAFPROBLEME

Gemäß der *National Sleep Foundation* in den USA haben mehr als die Hälfte der erwachsenen Bevölkerung Schlafprobleme. Obwohl dies ein **Symptom** ist und keine Krankheit im strengen Sinn, hat es 'epidemische' Proportionen erreicht. Mit zum Teil dramatischen Konsequenzen für unsere Gesundheit, wie u.a. die *University of Copenhagen* in Dänemark wissenschaftlich feststellte.

Dabei kann sowohl die Quantität als auch die Qualität von Schlaf eine Auswirkung darauf haben, ob man Krebs überlebt, wie das renommierte amerikanische *Fred Hutchinson Cancer Research Center* in Seattle, im US-Bundesstaat Washington feststellte. Auch kann dies gemäß Forschung des *Norwegian Institute of Public Health* in Bergen, Norwegen die Schmerz-Toleranz senken.

Andererseits kann eine verringerte Schlafqualität Darmkrebs hervorrufen, wie die amerikanische *Case Western Reserve University* in Cleveland, Ohio, wissenschaftlich herausfand; bzw. auch Brustkrebs, so die Forschung an der D*artmouth University* in Hanover im amerikanischen Bundesstaat New Hampshire.

Sehr oft besteht gemäß Forschung am *Sheba Medical Center* in Ramat Gan, Israel auch ein Bezug zwischen Schlaflosigkeit und Depressionen. Gemäß Forschung an der *University of Warwick (*eine der 10 besten Universitäten in Großbritannien) besteht auch ein Zusammenhang zwischen Schlafmangel und Gewichtszunahme bzw. verringerter Gehirnfunktion. Des Weiteren können Schlafprobleme auch ein Risikofaktor für vorzeitigen Tod sein. Nach wissenschaftlicher Erkenntnis der amerikanischen *Tufts University* kann Schlaflosigkeit auch das Immunsystem in Mitleidenschaft ziehen.

Nicht nur das, indem Quantität und Qualität des Schlafes auch eine Frage von persönlichem *Stress* ist, so die wissenschaftliche Erkenntnis des amerikanischen *Sleep Disorders & Research Center* at *Henry Ford Hospital* in Detroit, Michigan, siehe auch das Kapitel **STRESS** in diesem Ratgeber.

Leider wird dieser Zusammenhang trotz seiner Relevanz nach wissenschaftlicher Erkenntnis der amerikanischen *Dartmouth Medical School* in Lebanon, US-Bundesstaat New Hampshire, von der heutigen Medizin nicht hinreichend verstanden. Dies ist gerade bei **Krebs** ein besonderes Problem.

Umso wichtiger ist es, Schlafprobleme ausgelöst durch konventionelle Krebsbehandlung nicht mit pharmazeutischen Schlaftabletten zu begegnen, weil diese insbesondere bei regelmäßiger Einnahme nicht nur zur Gewöhnung führen, sondern vor allem das zugrundeliegende Problem nicht lösen.

Nicht genug, diese Schlafmittel können ‚schizophrenerweise' erst recht Krebs auslösen. So das Ergebnis einer umfangreichen Forschung am amerikanischen *Scripps Clinic Sleep Center* in San Diego, Kalifornien. Wissenschaftlich bestätigt an der renommierten *Stanford University's* Stanford Sleep Disorders Clinic. Ein Teufelskreis, welcher dem amerikanischen Gesundheitsministerium seit vielen Jahren Sorge bereitet.

Um diesem Teufelskreis der verschreibungspflichtigen Schlaftabletten zu entfliehen, greifen bereits fast 2 Millionen Amerikaner nach natürlichen pflanzlichen Alternativen, wie das offizielle U.S. *National Center for Health Statistics* of the *Centers for Disease Control and Prevention* bestätigt.

Z.B.

- *Baldrian* (Botanischer Name: Valeriana officinalis)

gemäß Forschung an der *University of California* in Davis, Kalifornien und der *Pacific Western University* in Los Angeles. Wissenschaftlich bestätigt u.a. durch das namhafte *Memorial Sloan Kettering Cancer Center* in New York und der *Commission E* (als das europäische Äquivalent zur Medikamenten-Zulassungsbehörde FDA in den USA).

Empfohlene tägliche *Dosis:* bis zu 1.000 mg bzw. als Tasse Tee vor dem Schlafengehen.

Ein weiteres empfohlenes Heilkraut kommt von der indischen *Ayurveda* Medizin, wo es seit 3000 Jahren bekannt ist und neuzeitlich u.a. in den USA an der *University of Michigan,* dem *Memorial Sloan Kettering Cancer Center* in New York, bestätigt wurde, sowie an der *CSM Medical University* in Indien:

- *Ashwagandha* (Botanischer Name: Withania somnifera)

Mit einer empfohlenen *Dosis* von täglich 2-mal je 500 mg.

Ähnlich die Ergebnisse für das Heilkraut

● **Kava** (Botanischer Name: Piper methysticum)

Wissenschaftlich bestätigt in den USA u.a. am namhaften *Memorial Sloan Kettering Cancer Center* in New York sowie an der *South Dakota State University.*

Empfohlene **Dosis:** täglich 2-mal bis zu je 400 mg.

● **Trauben-Silberkerze** *(Black Cohosh,* Botanischer Name: Actaea racemosa)

ist ein weiteres Heilkraut nicht nur gegen Gefühlsschwankungen in den Wechseljahren, sondern auch gegen Schlafprobleme, beruhend auf Forschung u.a. an der amerikanischen *University of Montana* in Missoula.

Empfohlene **Dosis**: 2-mal täglich bis zu je 40 mg.

Eine besondere Kompetenz für natürliche Schlafunterstützung hat die *Tel Aviv University* in Israel, vor allem auch hinsichtlich der deutschen

● **Kamille** (Botanischer Name: Matricaria chamomilla)

Mit einer empfohlenen **Dosis** von einer Tasse Tee am Abend oder getrocknet je 400 mg bis zu 6-mal täglich. Wissenschaftlich bestätigt u.a. vom *Memorial Sloan Kettering Cancer Center* in New York.

Auch

● **5-HTP** (Hydroxytryptophan)

als eine Form der Aminosäure *L-Tryptophan* gemäß amerikanischer Forschung am *Massachusetts Institute of Technology,* der *Stanford University* sowie des amerikanischen Gesundheitsministeriums (*National Institutes of Health).*

Empfohlene tägliche **Dosis:** bis zu 200 mg.

Eine ebenso hohe Reputation zur Schlafunterstützung hat das Hormon

● **Melatonin**

welches nachts in der Zirbeldrüse produziert wird und den Schlaf-/Wach-Rhythmus regelt. Indem diese Produktion mit zunehmendem Alter (etwa ab 40 Jahren) abnimmt, wird dieses Hormon vielfach als Nahrungsergänzungsmittel eingenommen.

Empfohlene **Dosis:** bis zu 3 mg.

Wissenschaftlich bestätigt u.a. in den USA durch das *Massachusetts Institute of Technology (MIT)* und das *Memorial Sloan Kettering Cancer Center* in New York sowie das *National Institute of Mental Health and Neurosciences* in Bangalore, Indien.

Der gleiche gesundheitliche Effekt kann gemäß Forschung der amerikanischen *Louisiana State University* aber auch durch

- **Sauerkirsch-Saft**

2-mal am Tag erzielt werden.

Auch

- **DHA** (Docosahexänsäure)

mit einem hohen Gehalt an O**mega-3** unterstützt guten Schlaf nach wissenschaftlicher Erkenntnis der britischen *University of Oxford*.

Empfohlene **Dosis:** bis zu je 1.000 mg 2-mal täglich.

Nicht zu übersehen das sogenannte Anti-Stress-Mineral

- **Magnesium**

von dem die meisten Bürger in der Industriegesellschaft lt. Forschung am Magnesium Research Center der *Kumamoto University* in Japan defizitär sind. Indem sie täglich kaum die Hälfte der benötigten 500 mg zu sich nehmen.

Ähnlich die Situation bei

- **Kupfer**

im Blut. Indem die meisten davon ein Defizit haben, was ebenfalls u.a. zu einer Schlafbeeinträchtigung führt. Dies auszugleichen, sollte man gemäß Forschung an der *University of Eastern Finland* pro Tag 900 mcg zu sich nehmen. Wissenschaftlich bestätigt durch das *Linus Pauling Institute* an der amerikanischen *Oregon State University*. (Anmerkung: Dr. Linus

Pauling war ein 2-facher Nobelpreisträger und Begründer der *Orthomolekularen Medizin*.)

Während das meiste Obst und Gemüse arm an Kupfer ist, sind folgende Nahrungsmittel damit reichlich gesegnet: Rinderleber, Austern, Nüsse (vor allem Mandeln und Pistazien) sowie Speisepilze.

Ebenso empfiehlt die amerikanische *University of Chicago* School of Medicine gegen Schlafprobleme

- ● **Wachstumshormon (HGH)**

zumindest im Alter von über 40 Jahren.

Potentielle **Dosis:** täglich 1-2-mal je 3,3 mg.

Schließlich wird auch hier u.a. von der amerikanischen *Mayo Clinic*

- ● **Körperliche Aktivität**

in frischer Luft empfohlen. Vor allem morgens gemäß Forschung am *Fred Hutchinson Cancer Research Center* in Seattle, im US-Bundesstaat Washington, und der *Towson University* in Maryland, beide USA.

Auf diese Weise produziert das Gehirn E*ndorphine,* welche – auf natürliche Weise - 'happy' stimmen. (Deshalb Vorsicht bei legalen und illegalen Drogen, welche das gleiche Resultat versprechen, jedoch viele Nebenwirkungen haben.)

Zusätzlich empfiehlt die *American Academy of Sleep Medicine (AASM)* u.a. folgende Lifestyle-Faktoren:

- ● Gleiche zeitliche Routine, was abends ins Bett gehen und morgens Aufstehen betrifft;
- ● Keine schweren Mahlzeiten oder Kaffee vor dem ins Bett gehen, ohne deshalb hungrig zu bleiben;
- ● Keine ausgedehnten körperlichen Aktivitäten letzte 6 Stunden vor dem ins Bett gehen;
- ● Möglichst ausgeglichen und sorgenfrei ins Bett gehen;
- ● Entspannte Atmosphäre im Schlafzimmer (dunkel und ruhig bei angenehmer Temperatur)

Ergänzt durch Lifestyle-Faktoren, welche an der amerikanischen *Saint Louis University*, einer privaten Universität in St. Louis, US-Bundesstaat Missouri entwickelt wurden:

- Kein Mittagsschlaf nach 14 Uhr
- Versuche, Stress in den Griff zu bekommen

Auch sollte man gemäß Forschung an der *University of Pittsburgh* im US-Bundesstaat Pennsylvania die Schlafdauer mit 6-8 Stunden begrenzen, um hohen Blutdruck und hohes Cholesterin zu vermeiden. Beides als Risikofaktoren für Herzkrankheit – neben vielen anderen körperlichen und mentalen altersbedingten Gesundheitsproblemen - gemäß Forschung an der amerikanischen *University of Chicago*.

Diese wissenschaftlichen Ergebnisse sind im Einklang mit jenen, welche am *New York Presbyterian Hospital* und dem *Weill Medical College of Cornell University* in New York erarbeitet wurden.

Allerdings sollten 8 Stunden Schlaf die obere Grenze sein, nachdem gemäß einer Studie *American Cancer Society* das Risiko eines Krebstodes bei mehr als 8 ½ Stunden deutlich steigt.

Andererseits kann ein Schlaf von weniger als 6 Student gemäß Forschung an der amerikanischen U*niversity of Chicago* den Blutdruck erhöhen.

Dies ist im Einklang mit der Forschung des *Penn State College of Medicine* in Hershey, US-Bundesstaat Pennsylvania, wonach ein dauerhaft zu kurzer Schlaf den Blutdruck erhöht und gemäß Forschung an der *University of Chicago Medical School*, auch das Risiko von *Diabetes*.

Wissenschaftlich bestätigt u.a. durch die namhafte amerikanische *Yale University* in New Haven, US-Bundesstaat Connecticut, der *Northwestern University* in Evanston, Illinois, und dem *Henry Ford Hospital* in Detroit, im US-Bundesstaat Michigan.

Gemäß Forschung an der *Columbia University* in New York kann Schlaf von weniger als 5 Stunden oder mehr als 9 Stunden **Diabetes** begünstigen.

Auch können verdauuungsstörende Probleme wie z.B. **Reizdarmsyndrom** durch Schlaflosigkeit entstehen.

Bestätigt durch Forschung am amerikanischen *Mayo Clinic College of Medicine* in Rochester, US-Bundesstaat Minnesota.

Beruhend auf Forschung der namhaften amerikanischen *Harvard University* kann

● *Yoga*

gesunden Schlaf unterstützen.

Ebenso spielt

● *Ernährung*

bei der Schlafqualität eine Rolle, wenn man sehr fette Nahrung wie z.B. Fast Food, Pommes-Frites und Koffein meiden sollte. (Vorsicht: auch einige verschreibungspflichtige Medikamente enthalten Koffein!)

Stattdessen sind als Unterstützung der Schlafqualität u.a. zu empfehlen: Nüsse, Milchprodukte, Eier, Bananen, Yoghurt und Honig.

Am besten freilich geht man für einen gesunden Schlaf eine Partnerschaft mit der

● *Natur*

ein, indem man z.B. – je nach räumlicher Nähe – Parks oder Strände besucht und sich moderater Sonneneinstrahlung und angenehmer Durchschnittstemperatur aussetzt. Wissenschaftlich bestätigt u.a. durch die *University of Illinois* und die *New York University* in den USA.

Wie bereits Hippokrates vor einem halben Jahrtausend sagte: „Der Arzt behandelt, aber es heilt die Natur."

SCHMERZEN

Schmerz ist ein neurologisches Signal an unser Gehirn als Hinweis darauf, dass irgendetwas in unserem Körper nicht in Ordnung ist. In diesem Sinne ist Schmerz keine Krankheit, sondern ein *Symptom* welches jedoch die Lebensqualität von 20 % der Bevölkerung in den westlichen Industriestaaten gemäß Forschung der amerikanischen *Washington State University* in Spokane im US-Bundesstaat Washington unterminiert.

Trotz massiver Verschreibungen pharmazeutischer Medikamente, wie das deutsche *University Hospital Jena* feststellte.

Dieses Problem ist bei Krebspatienten umso schlimmer, als 26 % derselben nach wissenschaftlicher Erkenntnis der amerikanischen *Brown University* in Providence, US-Bundesstaat Rhode Island, überhaupt keine schmerzlindernde Therapie bekommen.

Dabei ist Schmerz nach Krebsoperationen und Rückenschmerzen als Folge der Chemotherapie alltäglich. Wie vielfach wissenschaftlich bestätigt u.a. am *University of Rochester Cancer Center* in New York und dem *Utah Pain Research Center* in Salt Lake City, im US-Bundesstaat Utah.

Dies ist umso problematischer, als die meisten Krebspatienten einer solchen unglücklichen Prozedur ausgesetzt sind. Wobei die angewandten synthetisch-chemischen Medikamente wie u.a. Transdermal fentanyl, Codein, orales Morphin, und orales Oxycodone den Schmerz nur vorübergehend und mit erheblichen Nebenwirkungen lindern.

Gemäß wissenschaftlicher Forschung sterben allein in Großbritannien jedes Jahr 2.000 Patienten an den Nebenwirkungen pharmazeutischer Schmerzmittel – in den USA 9000. (In Deutschland werden die entsprechenden Zahlen nicht veröffentlicht.)

Allein das verschreibungspflichtige Schmerz-Medikament *Methadion* erhöht das Risiko vorzeitigen Todes um 50 %, wie die entsprechende Forschung an der amerikanischen *Vanderbilt University* ergab. Das gleiche Problem betrifft das Medikament *Acetaminophen*. Dieses ist nicht nur das am meisten genommene Schmerzmittel ohne Verschreibung weltweit, sondern auch das am meisten unterschätzte – gemäß entsprechender Forschung der britischen medizinischen Forschungsanstalt *Leeds Institute of Rheumatic and Musculoskeletal Medicine*.

Deshalb auch hat die amerikanische Arzneizulassungsbehörde FDA eine ausdrückliche Warnung in Richtung nicht-verschreibungspflichtiger Schmerzmittel (sogenannter NSAIDs) ausgesprochen wegen erhöhten Risikos an Herzinfarkt und Schlaganfall.

Hier sind allerdings sogenannte rauschgiftähnliche *Opiate* gegen chronische Schmerzen keine Alternative. Abgesehen von deren erheblichen Nebenwirkungen sterben daran viele an Überdosen, wie das amerikanische Gesundheitsministerium (*National Institutes of Health*) feststellte.

Dies gilt in besonderem Maße für *Marijuana* als Schmerzmittel mit erheblichen Nebenwirkungen auf das Gehirn, mit u.a. Auswirkungen auf die mentale Erinnerungsfähigkeit. Wissenschaftlich bestätigt u.a. an der *University of East Anglia* in Großbritannien sowie der spanischen *University of Pompeu Fabra* in Barcelona.

Die Tatsache, dass einige US-Bundesstaaten und Canada Marijuana (Cannabis) für medizinische Zwecke legalisiert haben, sollte nicht als wissenschaftlich-medizinische Bestätigung betrachtet werden. Im Gegenteil, das U.S. Office of National Drug Policy, das U.S. *National Institute of Drug Abuse* und die FDA haben erst kürzlich eine diesbezügliche Warnung ausgesprochen.

Dies ist freilich für Krebspatienten problematisch, von denen die Hälfte besondere Schmerzen u.a. dadurch empfinden, als Tumore bestimmte Organe in Mitleidenschaft ziehen, Nervenstränge einengen und bestimmte Gefäße blockieren.

Es gibt 2 Arten von Krebs-Schmerzen: chronische und vorübergehende. Letztere sind in rd. 40 % der Fälle vorherrschend, entstehen akut und dauern etwa 1 Stunde oder kommen bis zu 5-mal am Tag.

Nach wissenschaftlicher Erkenntnis des bekannten amerikanischen Krebsforschungs-Zentrums *University of Texas MD Anderson Cancer Center* in Houston, Texas, sind ein Drittel der Krebspatienten bezüglich Schmerzbehandlung unterversorgt.

Dies ist der Grund, weshalb auch in Europa gemäß der bekannten *European Pain in Cancer Survey (EPIC)* Krebspatienten mit dieser schlechten Schmerzbehandlung besonders unzufrieden sind. Das hat nicht zuletzt eine enorme Auswirkung auf deren Alltag und die soziale Interaktion mit Familie, Freunden, und am Arbeitsplatz.

Entsprechend sind auch in den Hospizen 40 % der Schmerzpatienten Krebspatienten. Nicht genug, indem deren Schmerzen zu 99 % wieder nur mit pharmakologischen Mitteln behandelt werden, ist der Teufelskreis perfekt – und vielfach auch die Ursache eines vorzeitigen Todes.

Verschreibungspflichtige Narkotika allein verursachen in den USA täglich 40 Todesfälle. Dazu der Direktor des staatlichen U.S. *Centers for Disease Control and Prevention (CDC,* Dr. Thomas Frieden: „Wir befinden uns diesbezüglich inmitten einer Epidemie."

Schmerzmittel sind die vierthäufigste vorzeitige Todesursache. Allein in Amerika sterben nach Angabe des *U.S. Office of National Drug Control Policy*100 100 Bürger pro Tag an einer Überdosis dieser gefährlichen Medikamente.

Dieser Teufelskreis ist umso brisanter, als Schmerz ein komplexes Phänomen unseres biologischen Systems ist. Indem es bei Krebspatienten in oftmaliger Verbindung mit Depressionen zu erheblichen Müdigkeitserscheinungen führen kann, wie an der spanischen *University of Granada* wissenschaftlich festgestellt wurde.

Die gefährlichsten Schmerzmittel sind:

- Acetaminophen, mit jährlich mehr als 56.000 Besuchen der Krankenhaus-Notaufnahmen, 2.600 Krankenhaus-Einlieferungen und 460 Todesfällen aufgrund von Leberversagen;
- Acetylsalicylate, mit klinisch nachgewiesenen häufigen Magen-Darm-Blutungen und perforierten Geschwüren als Konsequenz;
- Nicht-steroidale Entzündungshemmer (NSAIDs);
- Cox-2 Inhibitoren, mit hohem Herzinfarkt-Risiko.

Auch wenn man diese Mittel übersteht, ist das Risiko hoch, dass sich daraus Langzeit-Nebenwirkungen ergeben wie z.B. Leberversagen, Herz-Kreislaufprobleme, Nierenversagen, Magen-Darm-Blutungen, auch Gehörverlust – auch in ‚normalen' Fällen ohne Überdosierung. Wissenschaftlich bestätigt u.a. durch die renommierte amerikanische *Harvard University* in klinischen Tests mit mehr als 100.000 Probanden beiderlei Geschlechts.

Diese verschreibungspflichtigen Schmerzmittel insbesondere bei Krebs können **Schlaganfall** auslösen – eine der führenden Probleme, die zu vorzeitigem Tod führen können – wie jüngste Forschung am *Aarhus University Hospital* im dänischen Aarhus zeigt.

Hier stellt sich die Frage, ob und welche natürlichen Alternativen es zur Schmerzbehandlung gibt, ohne der vielfach dramatischen Nebenwirkungen und ohne vorzeitigen Tod gibt. Die Antwort: ja, diese gibt es.

Wobei narkotischer Schmerzmittel (Opiate) nicht zu empfehlen sind aufgrund ihrer extrem negativen Auswirkungen u.a. auf das Denkvermögen, Herz und Atmung (mit dem Risiko des Todes durch plötzlichen Atemstillstand). Heroin allein ist für 3000 Tote pro Jahr in den USA verantwortlich.

Rezeptpflichtige Schmerzmittel und Opiate zusammen sind in den USA für 20.000 Todesfälle verantwortlich – mehr als durch Mörderhand und Autounfälle zu Tode kommen!

Schizophrenerweise können auf Schmerzmitteln beruhende Opiate lt. Forschung am *University of Chicago* Medical Center selbst für das Wiederauftreten von Krebs verantwortlich sein.

Ist *Marijuana (Cannabis)* an Option stattdessen? Keineswegs, wie u.a. die *Northwestern University* Feinberg School of Medicine wissenschaftlich in einem entsprechenden Versuch bestätigt. Denn Marijuana kann zu schweren mentalen Schäden führen, selbst Jahre nach Entzug.

Welche natürlichen Alternativen sind empfehlenswert?

Dies gilt insbesondere für folgende Heilkräuter in und außerhalb des Amazonas-Regenwaldes (der oft so genannten ‚größten Naturapotheke' der Erde). Und welche wissenschaftlich zur Behandlung für beides – *Schmerzen* und *Entzündungen* bestätigt sind. (Für **Dosierung** siehe jeweiligen Beipackzettel)

- **Amor Seco** (Botanischer Name: Desmodium adscendens)

Eine unkrautartige Ganzjahres-Heilpflanze, von der die getrockneten Blätter u.a. gegen Schmerzen genutzt werden – insbesondere in Brasilien, Belize und in den USA.

Wissenschaftlich u.a. an der amerikanischen *Georgetown University* Medical Center bestätigt.

- **Anamu** (Botanischer Name: Petiveria alliacea)

ist ein Heilkraut, welches insgesamt gegen Schmerzen in Brasilien und Paraguay genutzt wird, auf Cuba sogar auch gegen Krebs. Wissenschaftlich u.a. an der *University of Sao Paulo* in Brasilien bestätigt.

● **Andiroba** (Botanischer Name: Carapa guianensis)

Samenöl, Rinde und Blätter dieser großen Heilpflanze im Amazonas – auch *Brasilianische Mahagoni* genannt – werden zur äußerlichen Schmerzlinderung vor allem in Guayana und Brasilien sowie auch zur Wundheilung (in Guayana speziell) verwendet.

Wissenschaftlich validiert u.a. an der *Columbia University* in New York.

Während die Regenwald-Heilkräuter üblicherweise als Tee oder Kräuterabsud eingenommen werden, ist Andiroba insofern eine Ausnahme, als diese Pflanze seit vielen Jahrhunderten nur äußerlich als Samenöl angewandt wird.

● **Arnika** (Botanischer Name: Arnica montana)

Dieses Ganz-Jahres-Heilkraut wird seit Jahrhunderten als natürliches Schmerzmittel – vorzugsweise gegen Muskelschmerzen – angewandt neuzeitlich u.a. vom renommierten amerikanischen *Memorial Sloan Kettering Cancer Center* in New York wissenschaftlich bestätigt.

● **Weihrauch** (Botanischer Name: Boswellia serrata)

Dieses Heilkraut, das wir vor allem auch aus der Bibel kennen, ist der Harz eines Baumes, der in Nordafrika und dem Mittleren Osten und in den Höhenlagen von Indien wächst.

Weihrauch (Boswellia) bekam ein wichtiger Bestandteil der indischen Naturmedizin *Ayurveda* und erwies sich als sehr potent gegen Schmerzen und Entzündungen. Neuzeitlich wurde dies in den USA von der *University of New York* Langone Medical Center und dem namhaften *Memorial Sloan Kettering Cancer Center* in New York bestätigt.

● **Bromelain**

als Mischung von Ananas-Enzymen hat wissenschaftliche Bedeutung zur Linderung von Schmerzen, Schwellungen und Entzündungen als Folge bei Krebsoperationen gewonnen. Ebenso zur Blutentgiftung.

Wissenschaftlich u.a. an der amerikanischen *University of Maryland* Medical Center bestätigt.

- **Catuaba** (Botanischer Name: Erythroxylum catuaba)

ist ein kleiner Baum im brasilianischen Amazonasgebiet, von dem die Rinde und Wurzel zur Schmerzlinderung in Brasilien und in den USA verwendet wird.

Wissenschaftlich bestätigt u.a. an der amerikanischen *University of Mississippi* und der brasilianischen *Universidade do Vale do Itajai* am Amazonas.

- **Chuchuhuasi** (Botanischer Name: Maytenus krukovii)

ist wahrscheinlich das effizienteste natürliche Heilkraut gegen Schmerzen verschiedener Art. Angewandt in Form der Rinde (und manchmal als Blätter oder Wurzel) in Kolumbien, Ecuador – und vor allem Peru (von wo auch der Name stammt).

Wissenschaftlich bestätigt u.a. selbst am fernen *Tokyo College of Pharmacy* in Japan.

- **Teufelskralle** (Botanischer Name: Harpagophytum procumbens)

Originär von Südafrika, hat diese ebenfalls die Reputation, Schmerzen lindern zu können. Wissenschaftlich bestätigt u.a. von der amerikanischen *University of Maryland* Medical Center.

- **Suma** (Botanischer Name: Pfaffia paniculata)

Die Wurzel dieser buschartigen Schlingpflanze - manchmal auch als Brasilianischer Ginseng bezeichnet – wird zur Schmerzlinderung insbesondere in Brasilien und Peru verwendet.

Wissenschaftlich bestätigt u.a. am amerikanischen *Jefferson Medical College* in Philadelphia, Pennsylvania.

- **Tayuya** (Botanischer Name: Cayaponia tayuya)

ist eine Schlingpflanze, deren Wurzel historisch lange Zeit gegen Schmerzen sowohl in der Amazonas-Region selbst als auch in den USA eingesetzt wird.

Wissenschaftlich bestätigt u.a. an der britischen *University of Oxford* sowie am amerikanischen *Memorial Sloan Kettering Cancer Center.*

- **Weidenrinde** (Botanischer Name: Salix alba)

Wissenschaftlich u.a. von der *Catholic University* of Seoul, Südkorea, und dem namhafte amerikanischen Krebszentrum *Memorial Sloan Kettering Cancer Center* in New York bestätigt, hat dieses bei Schmerzen und Entzündungen bestens eingesetzte Heilkraut (eigentlich Heil-Rinde) einen langen – und medizinhistorisch wichtigen – Weg zurückgelegt.

Nachdem es vom Menschen über Millionen (!) von Jahren effizient gegen Schmerzen eingesetzt wurde, hat der deutsche Pharmakonzern *Bayer* dies künstlich nachgebaut und mit einer synthetisch-chemischen Formel umgeben, um es vor etwas mehr als 100 Jahren unter dem künstlichen Namen ‚Aspirin' ökonomisch gewinnbringend *patentieren* lassen zu können.

Nach wie vor ist Weidenrinde in den USA unter dem botanischen Namen *White Willow Bark* verfügbar, obschon im ‚Schatten' von ‚Aspirin' und ähnlichen chemischen Medikamenten. Wissenschaftlich u.a. von der amerikanischen *University of Mississippi* und der *Universidade de Vale do Itajal im* Amazonasgebiet bestätigt.

- **Katzenkralle** (Botanischer Name: Uncuria guianensis)

von Südamerika gehört ebenfalls zu diesem pflanzlichen Reichtum gegen Schmerzen und Entzündungen. Wissenschaftlich vom renommierten amerikanischen *Memorial Sloan Kettering Cancer Center* in New York bestätigt.

Empfohlene **Dosis:** bis zu 3-mal täglich je 1.000 mg .

Ein anderes potentes Heilkraut gegen Schmerzen und Entzündungen ist

- **Acai**

Wissenschaftlich bestätigt u.a. von der amerikanischen *University of Arkansas* und dem *Shanghai Institute of Pharmaceutical Industry.*
.
Zusätzlich möge man noch folgende Heilkräuter in Betracht ziehen, die immer wieder im Zusammenhang mit diesem Gesundheitsproblem genannt werden:

- ***Ingwer*** (Botanischer Name: Zingiber officinalis)

indem die Wurzel dieser Pflanze gegen Übelkeit, aber auch Schmerzen und Entzündungen lindert. Wissenschaftlich u.a. vom amerikanischen *University of Maryland* Medical Center bestätigt.

Empfohlene ***Dosis:*** 2-mal täglich je 500 mg.

Bei **neuropathischen** Schmerzen kann

- ***Ginkgo*** (Botanischer Name: Ginkgo biloba)

eine Option sein. Wissenschaftlich u.a. von der *Catholic University* of *Seoul* in Südkorea sowie vom renommierten amerikanischen *Memorial Sloan Kettering Cancer Center* in New York bestätigt.

Empfohlene tägliche ***Dosis:*** bis zu 120 mg.

Ein anderes hoch potentes Heilkraut ist

- ***Kurkumin*** (Botanischer Name: Curcuma longa)

verwandt mit dem Heilkraut *Ingwer,* welches C*urry* den entsprechenden Geschmack und seine gelbe Farbe verleiht.

Kurkumin wird seit Jahrtausenden sowohl in der indischen Naturmedizin (Ayurveda) wie auch in der *Traditional Chinese Medicine* (TCM) für u.a. gegen Schmerzen, Entzündungen sowie Verdauungsproblemen angewandt.

Neuzeitlich wissenschaftlich bestätigt u.a. am amerikanischen *University of Maryland* Medical Center.

Ebenso hat das renommierte amerikanische *Memorial Sloan Kettering Cancer Center* in New York Kurkumin wissenschaftlich effizienter und sicherer gegen Schmerzen eingestuft als Aspirin.

Schließlich hat Kurkumin in unsrer modernen Zeit auch Anerkennung gefunden zur Prävention und Behandlung bestimmter Krebsarten (Brust- /Haut-/Darm- etc.)

- ***Sauerkirschen***

sind eine weitere pflanzliche Möglichkeit zur Schmerzlinderung unter besonderer Berücksichtigung chronischer Entzündungen, gemäß amerikanischer wissenschaftlicher Bestätigung an der *Oregon Health & Science University,* dem *Baylor Research Institute* und der *University of Pennsylvania.*

Empfohlene **Dosis:** bis zu 3-mal täglich je 250 mg.

Ebenso ist

- *Vitamin D*

wichtig, denn eine Defizienz dieses Vitamins kann zu Schmerzen vor allem von Muskeln und Knochen führen. Bestätigt durch Forschung u.a. an der amerikanischen *University of Minnesota* Medical School.

Nicht zuletzt sind gegen krebsspezifische Schmerzen folgende Verfahren aus der

- *Integrativmedizin*

u.a. erwähnenswert:

- *Imaginative Psychotherapie (Guided Imagery)*
- *Akupunktur*
- *Massage*
- *Stress Management*

Wissenschaftlich empfohlen vom *Penny George Institute for Health and Healing* mit verschiedenen Dependencen im amerikanischen Bundesstaat Minnesota. (Siehe auch das Kapitel **ANGSTZUSTÄNDE** in diesem Ratgeber.)

Nachdem unser Körper ein systemisches Phänomen ist und daher jedes Gesundheitsproblem vom Gesichtspunkt der biologischen Vernetzung zu betrachten ist, sollten wir folgend der Forschung am *Norwegian Institute of Public Health* in Bergen, Norwegen, den synergistischen Effekt auch zwischen hinsichtlich

- *Schlaf*

und chronischen Schmerzen sehen. D.h. schlechte Schlafqualität erhöht die Schmerzempfindlichkeit – bzw. umgekehrt.

Wenn es darum geht, Schmerzen und Angstzustände bedingt durch Operation zu lindern, sollte man gemäß Forschung an der britischen *Brunel University*

● **Musik**

hören. Nicht nur nach der Operation, sondern auch vorher und während derselben.

Bedauerlicherweise richten sich kaum Krankenanstalten nach diesem wissenschaftlich gesicherten Rat.

Schließlich, jedoch ebenfalls oft ignoriert, ist die Tatsache, dass

● **Gesunde Ernährung**

gemäß Forschung an der amerikanischen *Ohio State University* Schmerzempfindlichkeit reduzieren kann.

Eine exotische Modalität, aber gemäß Forschung am amerikanischen *University of Kentucky Markey Cancer Center* hilfreich, ist die japanische Behandlungsart zur Harmonisierung der Lebensenergie, genannt

● **Shin Jyutsu**

um Nebenwirkungen konventioneller Krebstherapie zu reduzieren.

>>><<<

Siehe auch die Kapitel
KOPFSCHMERZEN, VERGIFTUNG,
ENTZÜNDUNGEN

SEXUELLE STÖRUNG

Es gibt für Mann und Frau viele verschiedene Wege, zu einer sexuellen Funktionsstörung zu gelangen – körperliche, und noch mehr emotionale.

Gemäß Forschung an der *University of Colorado, Loma University Linda University* in Loma Linda, Kalifornien, und *Columbia University* in New York sind davon rd. 40 % der weiblichen Bevölkerung betroffen, und lt. Statistik des U.S.-Gesundheitsministeriums (U.S. Institutes of Health) rd. 50 % der Männer.

Einer der potentiellen Gründe dafür ist die konventionell-onkologische Krebsbehandlung in Form von Operation, Chemotherapie und Bestrahlung. Auf dem weiblichen Sektor trifft dies gerade auch vor den Wechseljahren auf Krebs im Falle von Eierstock, Gebärmutter, Vagina und Gebärmutterhals zu. Wissenschaftlich bestätigt am *University of Colorado Cancer Center, Columbia University* in New York, *Loma Linda University* in Kalifornien und dem *Denver Health Medical Center* in Colorado.

Hier sind als natürliche Heilmittel zu empfehlen:

- **Bockshorn** (Botanischer Name: Trigonella foenum-graecum)

gemäß Forschung u.a. an den australischen *Universities of Sydney, Queensland,* und *Southern Queensland,* um weiblicher sexueller Dystrophie entgegenzuwirken. Wissenschaftlich am *Memorial Sloan Kettering Cancer Center* in New York bestätigt.

Empfohlene tägliche **Dosis:** bis zu insgesamt 2,000 mg in 3 Teilen.

Zusätzlich wird von der amerikanischen *Mayo Clinic*

- *Akupunktur*

insbesondere in Fällen sexueller *Schmerz*-Probleme empfohlen.
.
Auch die 4 nächsten Empfehlungen kommen von der *Mayo Clinic:*

- **Muira puama** (Botanischer Name: Ptychopetalum olacoides)

Gemäß Forschung an der amerikanischen *University of Washington* in Seattle im US-Bundesstaat Washington und (unter Bezug auf Erektionsstörung) am *Morgagni-Pierantoni Hospital* in Forli, Italien.

Ein weiteres Heilkraut aus dem südamerikanischen Regenwald zur Verbesserung der sexuellen Leistung ist

- *Maca* (Botanischer Name: Lepidium meyenii)

nach wissenschaftlicher Erkenntnis der amerikanischen *Shin Medical & Aesthetic Clinic* in Torrance, Kalifornien.

STRESS

Gemäß Statistik der *World Health Organization (WHO)* leiden fast eine halbe Milliarde Menschen weltweit an Stress. Mit gravierenden Konsequenzen in ihrem beruflichen und privaten Leben.

Dabei ist nach Forschung der kanadischen *University of Western Ontario* Stress sehr stark mit zugrundeliegenden mentalen Problemen wie Angstzuständen und Depressionen verbunden. Wissenschaftlich bestätigt, was Depressionen betrifft, u.a. an den namhaften *Harvard Medical School* und dem *McLean Hospital* in Boston, USA. Ebenso von der *Uniformed Services University of the Health Sciences* in Bethesda, US-Bundesstaat Maryland. Dadurch wird dieses Gesundheitsproblem, gemeinsam mit dem Problem Gefühlsschwankungen zur vorrangigen Ursache *chronischer* Erkrankungen, so die Erkenntnis der Weltgesundheits Organisation (WHO).

Nicht unähnlich das Forschungsergebnis an der amerikanischen *University of Florida*, wonach auch ein Zusammenhang zwischen Stress und der Alzheimer'schen Krankheit besteht.

Stress hat auch eine besondere Wirkung auf Emotionen, wie die diesbezüglich wissenschaftliche Bestätigung an der *Claremont Graduate University* in Claremont, US-Bundesstaat Kalifornien und der *University of Alabama* in Birmingham, US-Bundesstaat Alabama zeigt.

Körperlich besteht vor allem ein Zusammenhang zwischen Stress und *Herzkrankheiten* (vor allem beim weiblichen Geschlecht), so die wissenschaftlich umfassende Bestätigung in Amerika u.a. durc h das *New York-Presbyterian Hospital/Columbia University Medical Center,* das *Columbia University College of Physicians and Surgeons,* die *Wake Forest University* in Winston-Salem, US-Bundesstaat North Carolina, und die *University of Iowa.*

Stress kann im Übrigen auch *Schlaganfall* verursachen gemäß schwedischer Forschung an der *University of Gothenburg* und dem *Sahlgrenska University Hospital.*

Interessant auch eine Studie der *Duke University* in Durham, US-Bundesstaat North Carolina, wonach ein Zusammenhang zwischen Stress und *Diabetes* gegeben ist.

Ein solcher Zusammenhang besteht auch zwischen Stress und Krebskrankheit (vor allem Brustkrebs) gemäß Forschung u.a. an der amerikanischen *Carnegie Mellon University* in Pittsburgh, US-Bundessstaat Pennsylvania, und der kanadischen *University of British Columbia.*

Wissenschaftlich bestätigt auch an der amerikanischen *Ohio State University* hinsichtlich eines Tumorwachstums in Fällen von Melanom.

Eines der besten natürlichen Mittel zur Stressbewältigung ist seit mehr als 3000 Jahren in der indischen Naturmedizin *Ayurveda* bekannt -

- **Ashwagandha** (Botanischer Name: Withania somnifera)

Gemäß Forschung an der amerikanischen *University of Michigan* und *CSM Medical University* in Indien, wissenschaftlich bestätigt durch das bekannte *Memorial Sloan Kettering Cancer Center* in New York.

Empfohlene **Dosis:** 2-mal täglich je 500 mg.

Ein anderes hervorragendes Heilkraut ist

- **Rosenwurz** (Botanischer Name: Rhodiola rosea)

Eine arktische Wurz ursprünglich von Sibirien, mit hoher Reputation zur Abwehr von Stress, und Angstzuständen, gemäß amerikanischer Forschung an der *University of Pennsylvania* und der *Columbia University* in New York.

Empfohlene tägliche **Dosis:** bis zu 300 mg.

- **Rhodiola** (Botanischer Name: Rhodiola rosea)

Ebenfalls von Sibirien, unterstützt dieses Heilkraut den Körper Stress zu widerstehen, gemäß Forschung an der *University of Massachusetts* in Amherst, US-Bundesstaat Massachusetts, und wissenschaftlich bestätigt u.a. am *Memorial Sloan Kettering Cancer Center* in New York.

Empfohlene **Dosis:** bis zu 2-mal täglich je 500 mg.

Ebenso hilfreich gegen Stress ist gemäß Forschung an der britischen *Human Cognitive Neuroscience United University of Northumbria*

- **Bienenkraut**

mit seinem beruhigenden Effekt und Unterstützung der Aufmerksamkeit.

Empfohlene tägliche **Dosis:** bis zu 1.600 mg.

Wenn es um Stressbewältigung geht, sollten wir nicht

- **Kurkumin** (Botanischer Name: Curcuma longa)

übersehen, das gelbe Pigment der Turmeric Pflanze, welche seit Jahrtausenden in der *Ayurveda* Naturmedizin Verwendung findet.

Wissenschaftlich bestätigt u.a. an der amerikanischen *University of Colorado*, der *Swinburne University of Technology* in Melbourne, Australien, und der *Selcuk University* in der Türkei.

Empfohlene tägliche **Dosis:** 500 mg.

Einen ausgezeichneten Ruf zur Linderung von Angstzuständen, Depressionen und Gedankenschwäche hat die Rinde der

- **Magnolie** (Botanischer Name: Magnolia stellata)

seit 2.000 Jahren und neuzeitlich bestätigt u.a. durch das amerikanische *Institute for Traditional Medicine* in Portland, US-Bundesstaat Oregon.

Empfohlene **Dosis:** bis zu 3-mal täglich je 30 mg.

Ähnlich das Forschungsergebnis für das Heilkraut

- **Kava** (Botanischer Name: Piper methysticum)

Wissenschaftlich bestätigt u.a. vom berühmten amerikanischen Krebsforschungszentrum *Memorial Sloan Kettering Cancer Center* in New York sowie der *South Dakota State University*.

Empfohlene **Dosis:** 2-mal täglich bis zu je 400 mg.

Ähnlich würde ein Beruhigungseffekt mit 4 Tassen

- **Schwarzer Tee**

erzielt, gemäß Forschung an der britischen *City University London*.

Gleiches gilt für

- **Grünen Tee**

gemäß Forschung an der *University of Tokyo* in Japan, sowie am berühmten *Memorial Sloan Kettering Cancer Center* in New York. Beruhend auf der ausschließlich im grünen Tee befindlichen Aminosäure L-Theanin, welche natürliche biochemische Prozesse im Gehirn initiiert.

Selbst

- **Walnüsse**

können gemäß Forschung u.a. an der amerikanischen *Pennsylvania State University* Stress erleichtern.

Ebenso spielt das Hormon

- **DHEA** (Dehydroepiandrosteron)

eine positive Rolle, wenn es darum geht, Angstzustände auf natürliche Weise zu reduzieren. So die wissenschaftliche Erkenntnis der berühmten amerikanischen *Yale University* und dem *Veterans Affairs New England Healthcare System* in West Haven, US-Bundesstaat Connecticut.

Empfohlene tägliche **Dosis:** 100 mg.

Ebenso wichtig ist das oft so bezeichnete 'Anti-Stress-Mineral'

- **Magnesium**

an dem die meisten Bürger der Industriestaaten traditionell in ihrer Nahrung ein Defizit haben mit bestenfalls nur der Hälfte der vom Körper benötigten täglichen **Dosis** von 500 mg.

Wissenschaftlich bestätigt u.a. am *Magnesium Research Center* der *Kumamoto University* in Japan.

Zusätzlich hat die *University of California* in Los Angeles (*UCLA*) folgende 4 Nährstoffe von Relevanz wissenschaftlich untersucht:

- **Ginseng** (Botanischer Name: Panax ginseng)

welches die Adrenalin Drüsen bei der Produktion der Stress-Hormone Adrenalin und Cortison unterstützt.

Empfohlene tägliche *Dosis:* bis zu 200 mg.

Eine andere Option ist die Aminosäure

- *L-Tyrosin*

welche in Stress-Situationen traditionell abnimmt.

Empfohlene tägliche *Dosis:* 100 mg.

Unterstützt durch eine weitere Aminosäure -

- *DLPA* (DL-Phenylalamin)

die vom Körper in Tyrosin umgewandelt wird (allerdings bei Bestehen von Bluthochdruck vermieden werden sollte).

Empfohlene tägliche *Dosis:* 1.000 mg.

Ebenso einen Versuch wert ist

- *Johanniskraut* (Botanischer Name: Hypericum perforatum)

Wissenschaftlich bestätigt am namhaften *Memorial Sloan Kettering Cancer Center* in New York.

Dieses Heilkraut wird gemäß Forschung am amerikanischen *Wake Forest Baptist Medical Center* in Winston-Salem, US-Bundesstaat North Carolina. auch gegen Depressionen angewandt.

Empfohlene tägliche *Dosis:* bis zu 300 mg.

Ein anderer 'revolutionärer' Nährstoff ist

- *Procain HCl*

Zusammengesetzt aus bestimmten Molekülen und B-Vitaminen, welches – von französischen Wissenschaftlern entdeckt und von der rumänischen Ärztin Dr. Ana Aslan – u.a. gegen Stress sowie zur Zellentgiftung, aber auch gegen mentale Probleme (Stärkung des Gedächtnisses und gegen Gefühlsschwankungen) weiterentwickelt wurde.

Die täglich empfohlene *Dosis* betreffend siehe Beipackzettel.

Nach wissenschaftlicher Erkenntnis des *Walter Reed National Military Medical Center* in Bethesda im US-Bundesstaat Maryland kann auch

● **Musik**

Stress, Angstzustände und Depressionen lindern.

Welche Musik – und wie lange? Eine rein individuelle Entscheidung.

Diese Selbst-Anwendung kann nicht nur hohen Blutdruck reduzieren, wie das *Council for High Blood Pressure Research* der *American Heart Association* feststellt. Sondern ist auch sehr hilfreich zur Linderung von Angstzuständen und Schmerzen vor, bei oder nach einer Operation, so das Forschungsergebnis der britischen *Brunel University*.

Schließlich ist

● **Körperliche Aktivität**

5 Tage pro Woche je 45 Minuten lang zur Stressminderung hilfreich – so die wissenschaftliche Erkenntnis in den USA u.a. an der *Harvard University*, der *University of Maryland* und dem *Massachusetts General Hospital*.

Mit zusätzlichem Krafttraining 2 Tage pro Woche je 40 Minuten lang, wissenschaftlich bestätigt u.a. durch das *American College of Sports Medicine* in Indianapolis, Indiana, der weltweit größten Organisation für Sportmedizin und Leibesübungen.

>>><<<

Siehe auch die Kapitel
ANGSTZUSTÄNDE, DEPRESSION,
GEFÜHLSSCHWANKUNGEN

ÜBELKEIT & ERBRECHEN

Übelkeit und Erbrechen gehören, neben Haarausfall, zu den üblichsten Nebenwirkungen der konventionell-onkologischen Therapie mit Chemotherapie und Bestrahlung, von denen bis zu 90 % der Krebspatienten betroffen sind. Je nach Art der Medikation und Dauer der Therapie.

Allerdings wird dies von der konventionellen Onkologie weitestgehend ignoriert. Beziehungsweise setzt dagegen ebenfalls synthetisch-chemische Drogen mit erheblichen Nebenwirkungen ein.

Hier bietet die Naturmedizin als Alternative zur Erleichterung als die bei weitem beste (natürliche) Hilfe das Heilkraut

- *Ingwer* (Botanischer Name: Zingiber officinale)

an vom Wurzelstock der Pflanze, als Tee getrunken.

Beruhend auf der Forschung der amerikanischen *University of Michigan*, der *University of Rochester* in Rochester, Bundesstaat New York, und dem *Royal Hospital for Women* in Sydney, Australien. Wissenschaftlich validiert auch durch das berühmte amerikanische Krebsinstitut *Memorial Sloan Kettering Center* in New York.

Empfohlene *Dosis:* 2-3 Tassen Tee oder bis zu 1 g gemahlenen Ingwer täglich.

Außerdem ist es sinnvoll, ein oder zwei der folgenden Kräuter aus dem Regenwald mit zu berücksichtigen (*Dosis* bitte dem jeweiligen Beipackzettel zu entnehmen):

- *Artischocke* (Botanischer Name: Cynara scolymus)
- *Boldo* (Botanischer Name: Peumus boldus)
- *Carqueia* (Botanischer Name: Baccharis genistelloides)
- *Fedegoso* (Botanischer Name: Cassia occidentalis)
- *Gervao* (Botanischer Name: Starchytapheta cayennensis)
- *Guava* (Botanischer Name: Psidium guajava)
- *Jurubeba* (Botanischer Name: Solanum paniculatum)
- *Kalanchoe* (Botanischer Name: Kalanchoe pinnata)

- *Macela* (Botanischer Name: Achyrocline satureoides)
- *Mullaca* (Botanischer Name: Physalis angulata)

Hinsichtlich Ernährung generell nehme man

- *kleine Mahlzeiten öfter am Tag*
  mit
- *viel frischem Quellwasser (ohne Kohlendioxid)*

Eine exotische, gemäß Forschung am amerikanischen *University of Kentucky Markey Cancer Center* jedoch hilfreiche Methode ist

- *Shin Jyutsu*

als japanische Behandlungsart zur Harmonisierung der Lebensenergie. Um auf diese Weise Nebenwirkungen der konventionell-onkologischen Krebstherapie zu lindern – insbesondere Schmerzen und Übelkeit.

VERDAUUNGSSTÖRUNG

Nach Erkenntnis des *American College of Gastroenterology* in Las Vegas sind – zumindest gelegentlich – mehr als 20 % der Bevölkerung in der westlichen Zivilisation betroffen. Mit u.a. Sodbrennen, Reizdarmsyndrom oder Durchfall. Was bei chronischer Manifestation auch zu *Krebs* führen kann.

Eine gute Verdauung zu haben, ist eine Frage der gesunden Darmflora, welche aus mehreren 100 Trillionen guten Bakterien besteht.

Dies jedoch setzt ein optimales Gleichgewicht zwischen guten und schlechten Bakterien im Darmtrakt voraus, um die heute typischen chronischen Gesundheitsprobleme zu vermeiden. Wie z.B. Metabolisches Syndrome (so bezeichnet für Fettleibigkeit, Bluthochdruck, Fettstoffwechselstörung und Diabetes), chronische Müdigkeit, Rheuma, Allergien und – Krebs.

Im Übrigen können Darmbakterien nach wissenschaftlicher Erkenntnis u.a. der amerikanischen *University of North Carolina* in Chapel Hill Nebenwirkungen der Chemotherapie auf Magen und Darm reduzieren. Dies gilt insbesondere für *Icaritin,* eine der am häufigsten verschriebenen Medikamente für Chemotherapie, welche jedoch in 90 % der Fälle zu Durchfall führt.

Nicht nur das, ein ausgewogenes System von Darmbakterien kann altersbedingte Krankheiten generell verzögern, so das Ergebnis einer Studie der *University of California* in Los Angeles (*UCLA*), finanziert vom amerikanischen Gesundheitsministerium – dem ‚*National Institutes of Health*'.

Daher erscheint es (lebens)wichtig, **Probiotika** mit guten ('freundlichen') Bakterien wie *Lactobacillus acidophilus* und *Bifidobacterium longum* in die tägliche Ernährung einzubeziehen – vorzugsweise z.B. in Form von Yoghurt.

Bedauerlicherweise jedoch werden Darmflora und Verdauungsapparat in unserer ‚modernen' Zeit durch verschiedene Lebensumstände und medizinische Therapien in Mitleidenschaft gezogen. Wie jüngste Forschung u.a. an der amerikanischen *Johns Hopkins University* and *Feinberg School of Medicine of Northwestern University* in Evanston, Illinois, zeigt.

Wobei die meisten Betroffenen versuchen, das Problem mit pharmazeutischen Säureblockern in den Griff zu bekommen. Allerdings verursachen diese Blocker ‚schizophrenerweise' einen Anstieg der Magensäure. Gelangt diese dann in die Speiseröhre, nennen wir dies ‚Sodbrennen'.

Nicht nur das, wenn dies chronisch wird, kann daraus auch Speiseröhrenkrebs entstehen.

Hier bietet sich gemäß Forschung an der *University of Hong Kong* sowie wissenschaftlicher Validation der *Akita University* in Japan und dem amerikanischen *Medical College of Georgia* in Atlanta die Kombination der Naturheilmittel

- **Zink**

und der Aminosäure

- **L-Carnosin**

an.

Empfohlene tägliche **Dosis:** 2-mal täglich je 75 mg.

Ebenso könnte gemäß Forschung am *Kellman Center for Progressive Medicine* in New York City

- **Süßholz/Lakritze** (Botanischer Name: Glycyrrhiza glabra)

helfen.

Empfohlene tägliche **Dosis:** 500 mg 30 Minuten vor jeder Mahlzeit.

Gemäß gleicher wissenschaftlicher Quelle und Validation kann man auch folgende Verdauungsprobleme auf natürliche Weise behandeln.

- **Gastroösophagealen Reflux**
  mit 1.000 mcg *Vitamin B-12* plus 800 mcg *Folsäure* täglich;
- **Geschwüre**
  mit 800 mcg Folsäure 2 mal täglich, 500 mg *Süßholz/Lakritze* eine halbe Stunde vor den Mahlzeiten, und 2 g des Heilkrautes Gelbwurzel 2 mal täglich;

- **Sodbrennen**
  mit 4 g der Aminosäure *L-Glutamin* sowie auch hier 500 mg
  Süßholz/Lakritze eine halbe Stunde vor den Mahlzeiten, sowie
  1.000 mg *Gummiharz (Mastix)* vom Saft des mediterranen
  Pistazienbaumes;

- **Reizdarmsyndrom**
  als die vielfache Ursache von Konstipation and Durchfall, zu
  lindern mit (alternativ) I*ngwer/Ysop (Bienenkraut)/Pfefferminz
  Tee* zur Reduzierung von Blähungen;

- **Morbus Crohn**
  verantwortlich für, u.a.0 Fieber, Blut im Stuhl, rektale Blutungen
  und vor allem Bauchschmerzen.
  Empfohlene tägliche **Dosis***:*
  Alternativ 800 mcg *Folsäure*, 500 mg *Süßholz/Lakritze* 30
  Minuten vor den Mahlzeiten, 2.000 mg *Omega-3 Fisch-* oder
  Leinsamenöl 3 mal pro Tag, 2 g des Bioflavonoids Que*rcetin*, 4 g
  der Aminosäure *L-Glutamin, oder* 2 g der *Gelbwurzel* 2-mal
  täglich.

Wenn wir über geeignete Nährstoffe für eine bessere Verdauung sprechen,
sollten wir auf jenes Heilkraut nicht vergessen, welches manchmal als das
'beste Geheimnis für Gesundheit' genannt wird:

- **Kurkumin** (Botanischer Name: Curcuma longa)

Das gelbe Pigment der Turmeric Pflanze, welches seit Jahrtausenden in der
indischen Naturmedizin Ayurveda Verwendung findet und neuzeitlich u.a.
an der amerikanischen *University of Colorado* wissenschaftlich bestätigt
wurde.

Empfohlene tägliche **Dosierung:** bis zu 1.000 mg.

Wie bereits an anderer Stelle dieses Ratgebers betont, bieten sich
grundsätzlich bei Verdauungsstörungen in Form von u.a.
Magenverstimmung und -schmerzen, Blähungen, Sodbrennen, Übelkeit,
Erbrechen oder Aufstoßen, etc. auf natürliche Weise **Probiotika** an. In
Form von ‚freundlichen' lebenden Mikroorganismen im Magen-
Darmbereich, um dort Entzündungen zu vermeiden.

Eine der besten Probiotika ist fermentiertes und nicht-pasteurisiertes

- **Sauerkraut**

(Pasteurisiertes *Sauerkraut* tötet auch aktive/gute Bakterien ab!)

Als weitere gute Quellen für Probiotika gelten z.B.

- **Kefir**

als fermentierte Milch sowie

- **Natto**

als fermentierte Sojabohnen

und

- **Yoghurt**

welches die 'guten' Bakterien *Lactobacillus bulgaricus* und *Streptococcus thermophilus* enthält, welche für eine gesunde Ausgeglichenheit im Verdauungstrakt verantwortlich sind. (Um sicherzugehe, dass die richtigen Bakterien enthalten sind, sollte man die Packungsbeschreibung lesen.)

Beruhend auf der Forschung und wissenschaftlichen Validation u.a. der renommierten amerikanischen *Johns Hopkins University* und *University of North Carolina* sowie der *University of Bologna* in Italien ist

- **Omega-3**

von Fischöl mit einer täglichen **Dosis** von 1.000 mg empfehlenswert.

Des Weiteren empfiehlt die Forschung an der spanischen *University of Granada* eine Kombination von Omega-3 und dem natürlichen Flavonoid

- **Quercetin**

welches reichhaltig in **Äpfeln** vorkommt oder als Nahrungsergänzungsmittel mit einer täglichen **Dosis** bis zu 400 mg eingenommen werden kann.

Ebenso empfiehlt sich

- **Vitamin D**

mit einer täglichen **Dosis** von bis zu 2.000 I.E. oder – noch besser – indem man den Körper z.B. 15 Minuten der mittägigen Sonne aussetzt, welche im Körper Vitamin D produziert.

In diesem Zusammenhang wird auch vielfach der gesundheitliche Wert von

- **Spargel** (Botanischer Name: Asparagus officinalis)

unterschätzt, der unser biologisches System unterstützt und auch für die Abwehr von chronischen Krankheiten und Krebs hilfreich sein kann nach wissenschaftlichen Erkenntnissen der *University of California* in Los Angeles *(UCLA)*.

Ähnlich die Erkenntnisse der *Texas A&M University*, und wissenschaftlich validiert durch die *Foods Standard Agency* der Europäischen Kommission in Brüssel, wonach

- **Getrocknete Pflaumen**

helfen, ein ausgewogenes Verhältnis der für die Verdauung mit ,guten‘ Bakterien zu bewahren.

Gleichermaßen vielversprechend für eine gesunde Verdauung sind

- **Blaubeeren/Heidelbeeren**

nicht nur wegen ihres reichlichen Gehalts an Vitaminen und Antioxidantien, sondern auch an Ballaststoffen. Bestätigt durch Forschung am *USDA Human Nutrition Center* des U.S.-Landwirtschaftsministeriums, der *University of North Carolina*, USA, und der *University of Bologna* in Italien.

Gemäß Forschung der *American Herbalist Guild* in Halifax, Virginia, kann auch eine tägliche Tasse von

- **Pfefferminz** (Botanischer Name: Mentha piperita)
  &
- **Holunderblüten** (Botanischer Name: Sambucus nigra L.)

Verdauungsstörungen aufgrund ihrer mikrobakteriellen Kraft ausgleichen.

Beruhend auf der Kompetenz der gleichen *American Herbalist Guild*, sind auch folgende Heilkräuter bei Verdauungsstörungen hilfreich:

- **Basilikum** (Botanischer Name: Ocimum basilicum) mit einer empfohlenen täglichen **Dosis** von bis zu 500 mg,

- **Thymian** (Botanischer Name: Thymus vulgaris) mit einer empfohlenen **Dosis von** bis zu 600 mg 3-mal täglich,

- **Salbei** (Botanischer Name: Salvia officinalis) mit einer empfohlenen täglichen **Dosis** von 150 mg, und das aromatische Heilkraut

- **Fenchel** (Botanischer Name: Foeniculum vulgare) mit einer empfohlenen **Dosis** von bis zu 500 mg 3-mal täglich

Ähnlich gute Resultate wurden erzielt mit einer Tasse Tee von

- **Rosmarin** (Botanischer Name: Rosmarinus officinalis)

nach Erkenntnissen der *American Herbalist Guild* in Kooperation mit dem *National Institute of Medical Herbalists* in Großbritannien.

Nach Forschungsergebnissen an der *Keio University* in Tokio, Japan, ist für eine gute Verdauung auch

- **Dai-Kenchu-to**

eine Heilkräuter-Mischung bestehend aus **Ginseng, Ingwer,** und **Zanthoxylum** (welches auch gegen Durchfall eingesetzt wird) . Ebenso

- **Rikkunshi-to**

als Mischung von 8 rohen Heilkräutern, welche u.a. auch an der amerikanischen *Cleveland Clinic* in Cleveland, Ohio, bei Magen-Darm-Problemen von Krebspatienten eingesetzt wird.

Für beide liegen allerdings keine **Dosierungs**Empfehlungen vor.

Schließlich ist gemäß Forschung an der italienischen *University of Bologna*

- **Mediterrane Kost**

zur Verdauungsregelung empfehlenswert, aufgrund der ballaststoffreichen Früchte, Gemüsearten und Hülsenfrüchte.

VERGIFTUNGEN

Die bei der Chemotherapie verwendeten Medikamente gehören fraglos zu den giftigsten, welche die moderne Medizin entwickelt hat, um einen Teil der Krebszellen abzutöten ('Remission'), ohne jedoch zu heilen.

Das gleiche gilt für Bestrahlung bei Krebs, was die enorme Belastung dieser Therapie für Körper und Geist betrifft und daher zu massiven Nebenwirkungen (Vergiftungen des Körpers) führt.

Wird diesen Nebenwirkungen mit ebenfalls synthetisch-chemischen Mitteln begegnet, ist der Teufelskreis perfekt.

Der einzige Ausweg sind natürliche Mittel wie z.B. das Ananas-Enzym

- ● *Bromelain*

gemäß Forschung am amerikanischen *University of Maryland* Medical Center; wissenschaftlich bestätigt am namhaften *Memorial Sloan Kettering Cancer Center* in New York.

Empfohlene tägliche *Dosis:* bis zu 500 mg.

Des Weiteren hat die amerikanische *University of Maryland*

- ● *Löwenzahn* (Botanischer Name: Taraxacum officinale)

als Heilkraut in diesem Fall bestätigt, welches in Europa seit dem 15. Jahrhundert verwendet wird. Nicht nur – aber auch – zur Entgiftung von Leber und Nieren, insbesondere bei medikamentösen Belastungen.

Empfohlene tägliche *Dosis:* bis zu 500 mg.

Ähnlich wirkungsvoll zur Entgiftung ist das antike griechische und ägyptische Heilkraut

- ● *Aloe Vera* (Botanischer Name: Aloe arborescens & Aloe barbadensis)

Als eines der besten Heilkräuter für alle Arten von körperlicher Entgiftung.

Zusätzlich zu seiner Eigenschaft als Mittel gegen Entzündungen und zur Hauterneuerung sowie Stärkung der Verdauung und des Immunsystems generell. So das Forschungsergebnis u.a. an der amerikanischen *Tufts University.*

Empfohlene tägliche **Dosis:** bis zu 5.000 mg.

Eine weitere natürliche Substanz zur körperlichen Entgiftung wurde – ebenfalls in den USA – an der *George Washington University* sowie der U*niversity of Albany* im US-Bundesstaat New York erforscht:

- **Vitamin B-3** (Niacin)

um Giftstoffe aus verschiedenen Organen – z.B. Gehirn – zu beseitigen.

Empfohlene tägliche **Dosis:** 500-1.000 mg.

Im Übrigen war es kein geringerer als der zweifache Nobelpreisträger und Begründer der *Orthomolekularen Medizin* von der amerikanischen *Oregon State University,* Dr. Linus Pauling, welcher

- **Vitamin C**

als eines der besten natürlichen Mittel für Entgiftungen (und auch gegen Krebs) favorisierte, das uns die Natur schenkte.

Mit einer empfohlenen **Dosis** von (intravenös) 10.000 mg.

In einer großen europäischen Studie (EUROSCAN) wurden die beiden Aminosäure-Varianten

- **N-Acetylcystein** (NAC)

(empfohlene tägliche **Dosis:** bis zu 600 mg) sowie

- **L-Glutathion**

(empfohlene tägliche **Dosis:** bis zu 500 mg)

erfolgreich gegen Entgiftung getestet.

Die antioxidantielle Qualität von L-Glutathion kann dabei noch verstärkt werden durch

- **_Mariendistel_** (Botanischer Name: Silybum marianum)

als seit 2.000 Jahren erfolgreich zur Entgiftung von Leber, Nieren, Darm, etc. genutztes Heilkraut.

Neuzeitlich wissenschaftlich bestätigt in den USA u.a. durch die _University of Maryland_ sowie das angesehene _Memorial Sloan Kettering Cancer Center,_ das U.S. _National Cancer Institute_ und die ebenso namhafte _Mayo Clinic._

Empfohlene tägliche **_Dosis:_** bis zu 1.000 mg.

Gleiche Reputation gilt für

- **_Grünen Tee_** (Botanischer Name: Camellia sinensis)

gemäß Forschung in den USA u.a. am _University of Arizona_ Cancer Center, und wissenschaftlich ebenfalls bestätigt am _Memorial Sloan Kettering Cancer Center_ in New York.

Unter besonderer Berücksichtigung einer Stärkung jener Enzyme, welche der Körper gegen Vergiftungen einsetzt, sowie im Kampf gegen Krebszellen mit Hilfe der im grünen Tee vorhandenen Substanz _Catechin._

Letzteres ist im Übrigen auch einer der Gründe dafür, dass Krebs in Japan und China weniger häufig anzutreffen ist als in der westlichen Industriegesellschaft.

Wissenschaftliche Unterstützung in den USA ist auch durch das _National Cancer Institute_ und die _American Association for Cancer Research (AACR)_ in Philadelphia, US-Bundesstaat Pennsylvania gegeben.

Ein anderes, ebenfalls ausgezeichnetes Mittel zur Entgiftung ist die u.a. von der _National University of Ireland_ wissenschaftlich bestätigte Süßwasser-Alge

- **_Chlorella_**

mit hohem Gehalt an Vitaminen C und B-Komplex zur Entgiftung.

Empfohlene **_Dosis:_** bis zu 3-maltäglich je 1.000 mg.

Ein für die Entgiftung sehr potentes Heilkraut ist gemäß Forschung an der amerikanischen _University of Maryland_

- **Kurkumin** (Botanischer Name: Curcuma longa)

welches die Produktion von Gallenflüssigkeit in der Gallenblase unterstützt und der seit Jahrtausenden in der indischen Naturmedizin *Ayurveda* bekannten Heilwurzel Turmeric die gelbe Farbe verleiht.

Empfohlene tägliche **Dosis:** bis zu je 900 mg.

Ebenso aus der traditionellen indischen Naturmedizin kommt das sehr potente Heilkraut

- **Ashwagandha** (Botanischer Name: Withania somnifera)

Auch unter dem Namen "Indischer Ginseng' und 'Indische Winterkirsche' bekannt, hilft es zur Entgiftung u.a. bei der Chem.- und Strahlentherapie.

Eingehend erforscht u.a. am King *George's Medical University* und dem *International Institute of Herbal Medicine*, beide in der indischen Stadt Lucknow beheimatet. Und wissenschaftlich am namhaften amerikanischen *Memorial Sloan Kettering Cancer Center* bestätigt.

Empfohlene tägliche **Dosis:** bis zu 500 mg.

- **Omega-3**

Fettsäure wurde ebenfalls als hilfreich als sehr potentes natürliches Mittel zur Entgiftung u.a. an der *Oregon State University* bestätigt.

Empfohlene tägliche **Dosis:** bis zu 1.000 mg.

Begleitet von

- **Quellwasser**

(so viel wie möglich) und **organischem**

- **Obst & Gemüse**

in der täglichen Nahrung, auch in Form von **Juice.** Nicht nur wegen ihres Gehalts an Antioxidantien, sondern auch wegen der darin enthaltenen

- **Ballaststoffe**

welche zur Entgiftung wichtig sind. So die wissenschaftliche Erkenntnis u.a. der sehr bekannten amerikanischen *Mayo Clinic*. Zu diesen Obst- und Gemüsearten mit hohem Ballaststoff-Anteil gehören u.a.:

- Sesam-Körner
- Nüsse, u.a.
  - Mandeln
  - Pistazien
  - Walnüsse
  - Erdnüsse
- Grüne Erbsen
- Knoblauch
- Roggenbrot
- Sojabohnen
- Avocados
- Sellerie
- Zitronen
- Rosinen

Nicht zu vergessen auf den vielfach gesundheitlich wichtigen

- *Spargel* (Botanischer Name: Asparagus officinalis)

Nicht nur als Antioxidans zur Unterstützung unseres biologischen Systems und gegen chronische Krankheiten wie Krebs und Herzkrankheiten. Es ist auch eine ausgezeichnete Unterstützung zur Entgiftung des Körpers, wie die Forschung u.a. an der *University of California* in Los Angeles *(UCLA)* ergab.

Des Weiteren empfiehlt sich der Konsum mindestens einmal pro Woche von

- *Kohlgemüse*

einschließlich Brokkoli, Kraut, Blumenkohl und Rosenkohl. Sowohl zur Unterstützung des biologischen Systems unseres Körpers wie auch zur Entgiftung desselben. Gestützt auf umfassende Forschung über 20 Jahre an der namhaften amerikanischen *Johns Hopkins University* in Baltimore, US-Bundesstaat Maryland. Wissenschaftlich bestätigt u.a. durch das *Dana-Farber Cancer Institute* in Boston, US-Bundesstaat Massachusetts.

Ein anderer sehr empfohlener Nährstoff ist

- ***Procain HCI***

als Zusammensetzung bestimmter Moleküle und B-Vitamine, entdeckt von französischen Wissenschaftlern und weiterentwickelt von der rumänischen Ärztin Dr. Ana Aslan. U.a. als Mittel zur Zell-Entgiftung sowie auch mentalen Stärkung (Gedächtnis, Stimmungsanhebung).
(Für empfohlene ***Dosis*** siehe Beipackzettel.)

Schließlich seien hier folgende Heilkräuter überwiegend aus dem Regenwald genannt, die sich nicht nur zur körperlichen Entgiftung an sich eignen, sondern insbesondere für die Leber:

- ***Artischocke*** (Botanischer Name: Cynara scolymus)
- ***Amor Seco*** (Botanischer Name: Desmodium adscendens)
- ***Bittermelone*** (Botanischer Name: Momoridica charantia)
- ***Katzendorn*** (Botanischer Name: Uncaria tomentosa)
- ***Chanca Piedra*** (Botanischer Name: Phyllantus niruri)
- ***Fedegoso*** (Botanischer Name: Cassia occidentalis)
- ***Nessel*** (Botanischer Name: Urtica dioica)
- ***Samambaia*** (Botanischer Name: Polypodium decumanum)
- ***Sarsaparilla*** (Botanischer Name: Smilax officinalis)
- ***Tayuya*** (Botanischer Name: Cayaponia tayuya)

REFERENZEN

In den meisten wissenschaftlichen Büchern werden *Referenzen* in Form zugrundeliegender wissenschaftlicher Artikel genannt.

Mit dem Nachteil für den Leser des Buches, dass er/sie nicht wissen kann, ob der/die Autor/in des betreffenden Artikels nicht bereits zu fortgeschrittenen, oder ganz anderen, Schlüssen gekommen ist. (Somit eine Art ‚Sackgasse'.)

Deshalb erscheint es – wie im vorliegenden Fall – wichtiger zu wissen, wer bzw. welche medizinische Institution hinter dieser oder jener wissenschaftlichen Erkenntnis steht. Indem dieser Background in Form aller genannten Institutionen hier unter 'Referenzen' steht, kann der/die Leser/in auch in Zukunft jederzeit darauf Bezug nehmen, um so stets auf dem laufenden zu sein .

In diesem Sinne sind sämtliche der mehr als 400 hier genannten Institutionen mit Namen und Ort aufgelistet. Sämtlich im Interesse der Vereinheitlichung mit ihrer international-englischen Namensbezeichnung.

Dabei wurde nicht nur auf die besondere Kompetenz und hohe Reputation dieser U.S.-amerikanischen und internationalen Universitäten und Forschungsanstalten geachtet, sondern auch, dass diese von der Industrie und anderen wirtschaftlichen Interessen unabhängig sind, um so ein Höchstmaß an Objektivität zu wahren.

U.S.A.

- American Association for the Study of Liver Diseases, Alexandria, Virginia
- American Academy of Sleep Medicine, Darien, Illinois
- American Association for Cancer Research, Philadelphia, Pennsylvania
- American Association for the Study of Liver Diseases, Alexandria, Virginia
- American Cancer Society, Bradenton, Florida
- American College of Gastroenterology, Las Vegas, Nevada
- American College of Physicians, Philadelphia, Pennsylvania
- American College of Sports Medicine, Indianapolis, India
- American Council on Exercise, San Diego, Kalifornien
- American Heart Association, Dallas, Texas

- American Herbalist Guild, Halifax, Virginia
- American Holistic Center Chicago, Chicago, Illinois
- American Institute of Stress, Yonkers, New York
- American Physical Therapy Association, Alexandria, Virginia
- American Physiological Society, Bethesda, Maryland
- American Psychological Association, Washington, D.C.
- American Psychosomatic Society, McLean, Virginia
- Appalachian State University, Boone, North Carolina
- Arizona State University, Tempe, Arizona
- Association of Jesuit Colleges and Universities, Washington, D.C.
- Association of Reproductive Health Professionals, Washington, D.C.
- Auburn University, Auburn, Alabama
- Baptist Cardiac and Vascular Institute, Miami, Florida
- Baylor Research Institute, Dallas, Texas
- Beth Israel Deaconess Medical Center, Boston, Massachuestts
- Boston Children's Hospital, Boston, Massachusetts
- Boston University, Boston, Massachusetts
- Boston VA Hospital, Boston, Massachusetts
- Brigham & Women's Hospital, Boston, Massachusetts
- Brigham Young University Hawaii in Laie, Hawaii
- Brown University, Providence, Rhode Island
- California State University, Long Beach, Kalifornien
- Cancer Prevention Institute of California, Fremont, Kalifornien
- Cardiac and Vascular Institute, Miami, Florida
- Carnegie Mellon University, Pittsburgh, Pennsylvania
- Case Western Reserve University, Cleveland, Ohio
- Center for Effective CFS/Fibromyalgia Therapies, Annapolis, Maryland
- Center for Integrative Botanical Studies, Boulder, Colorado
- Center for Mind-Body Medicine, Washington, D.C.
- Center for Natural Medicine, Portland, Oregon
- Center for Science in the Public Interest, Washington, D.C.
- Centers for Disease Control and Prevention (CDC), Atlanta, Georgia
- Children's Hospital and Research Center Oakland, Oakland, Kalifornien
- Claremont Graduate University, Claremont, Kalifornien
- Cleveland Clinic, Cleveland, Ohio
- Columbia University, New York City, New York
- Cooper Aerobics Center, Dallas, Texas
- Cornell University, Ithaca, New York
- Creighton University, Omaha, Nebraska

- Dana-Farber Cancer Institute, Boston, Massachusetts
- Denver Health Medical Center, Denver, Colorado
- Dartmouth Geisel School of Medicine, Lebanon, New Hampshire
- Dartmouth Institute for Health Policy and Clinical Practice, Lebanon, New Hampshire
- Dartmouth Norris Cotton Cancer Center, Manchester, New Hampshirfe
- Dartmouth University, Hanover, New Hampshirfe
- Duke University, Durham, North Carolina
- Elmhurst Hospital Center, New York City, New York
- Emory University, Atlanta, Georgia
- Florida Atlantic University, Boca Raton, Florida
- Florida State University, Tallahassee, Florida
- Fox Chase Cancer Center, Philadelphia, Pennsylvania
- Fred Hutchinson Cancer Research Center, Seattle, Washington
- Georgetown University, Washington, D.C.
- George Washington University, Washington, D.C.
- Georgia Institute of Technology, Atlanta, Georgia
- Georgia Regents University, Augusta, Georgia
- Georgia State University, Atlanta, Georgia
- Glendale Memorial Medical Center, Glendale, Kalifornien
- Grand Forks Human Nutrition Research Center, Grand Forks, North Dakota
- Harbor-UCLA Medical Center, Torrance, Kalifornien
- Harvard University, Cambridge, Massachusetts
- Helen Hayes Hospital, Haverstraw, New York
- Henry Ford Hospital, Detroit, Michigan
- Hospital for Special Surgery, New York City, New York
- Immune Recovery Clinic, Atlanta, Georgia
- Indiana University, Bloomington, Indiana
- Indiana University School of Public Health, Bloomington, Indiana
- Institute for Cancer Research, New York, New York
- Institute for Traditional Medicine, Portland, Oregon
- Iowa College of Medicine, Iowa City, Iowa
- Jefferson Medical College, Philadelphia, Pennsylvania
- Jesuit University, Wheeling, West Virginia
- Johns Hopkins University, Baltimore, Maryland
- Kellman Center for Progressive Medicine, New York, New York
- Loma Linda University, Loma Linda, Kalifornien
- Long Island University, New York City, New York
- Louisiana State University, Baton Rouge, Louisiana
- Massachusetts General Hospital, Boston, Massachusetts
- Massachusetts Institute of Technology, Cambridge, Massachusetts

- Mayo Clinic, Rochester, Minnesota
- McLean Hospital, Boston, Massachusetts
- Medical College of Georgia, Atlanta, Georgia
- Medical College of Virginia, Richmond, Virginia
- Medical College of Wisconsin, Milwaukee, Wisconsin
- Metropolitan State University, Denver, Colorado
- Moffitt Cancer Center, Tampa, Florida
- Monell Chemical Senses Center, Philadelphia, Pennsylvania
- Mountainwest Institute of Herbal Sciences, Salt Lake City, Utah
- National Association for Continence, Spartanburg, South Carolina
- National Cancer Institute (U.S. Department of Health and Human Services), Bethesda, Maryland
- National Center for Health Statistics, Atlanta, Georgia
- National Headache Foundation, Chicago, Illinois
- National Institute for Mental Health, Rockville, Maryland
- National Institute of Aging, Bethesda, Maryland
- National Institute of Diabetics and Digestive and Kidney Diseases (U.S. Department of Health and Human Services), Bethesda, Maryland
- National Institute on Drug Abuse, Bethesda, Maryland
- National Institutes of Health, Bethesda, Maryland
- National Sleep Foundation, Arlington, Virgina
- Nemours Foundation, Jacksonville, Florida
- New England Center for Headache, Stamfort, Connecticut
- New York Presbyterian Hospital, New York City, New York
- New York School of Career and Applied Studies, New York City, New York
- New York State Institute for Basic Research in Developmental Disabilities, Staten Island, New York
- New York University, New York City, New York
- North American Menopause Society, Mayfield Heights, Ohio
- Northwestern University, Evanston, Illinois
- Ohio State University, Columbus, Ohio
- Oklahoma State University, Stillwater, Oklahoma
- Oregon Health & Science University, Portland, Oregon
- Oregon State University, Corvallis, Oregon
- Pace University, New York City, New York
- Pacific Western University, Los Angeles, Kalifornien
- PATH Medical Center, New York City, New York
- Penn State College of Medicine, Hershey, Pennsylvania
- Pennsylvania State University, State College, Pennsylvania
- Penny George Institute for Health & Healing, Minnesota
- Presbyterian Hospital, New York City, New York

- Radiological Society of North America, Oak Brook, Illinois
- Rehabilitation Institute of Chicago, Chicago, Illinois
- Robert Wood Johnson Medical School, Brunswick, New Jersey
- Rockefeller University, New York City, New York
- Rush University, Chicago, Illinois
- Saint Louis University, St. Louis, Missouri
- San Francisco Veterans Affairs Medical Center, San Francisco, Kalifornien
- Scripps Clinic Sleep Center, San Diego, Kalifornien
- Scripps Research Institute, Jupiter, Florida
- Shin Medical & Aesthetic Clinic, Torrance, Kalifornien
- South Dakota State University, Brookings, South Dakota
- Stanford University, Stanford, Kalifornien
- Sutter Center for Integrative Health, Davis, Kalifornien
- Tahoma Clinic, Tukwila, Washington
- Temple University, Philadelphia, Pennsylvania
- Texas A&M University, College Station, Texas
- Texas Woman's University, Denton, Texas
- Thomas Jefferson University, Philadelphia, Pennsylvania
- Touro College & University System, New York City, New York
- Trust for America's Health (TFAH), Washington, D.C.
- Tufts University, Boston, Massachusetts
- Uniformed Services University of the Health Sciences, Bethesda, Maryland
- University of Alabama, Birmingham, Alabama
- University at Albany, Albany, New York
- University of Arizona, Tucson, Arizona
- University of Arkansas, Fayetteville, Arkansas
- University of Arkansas, Little Rock, Arkansas
- University of Bridgeport, Bridgeport, Connecticut
- University of Buffalo, Buffalo, New York
- University of California, Berkeley, Kalifornien
- University of California, Davis, Kalifornien
- University of California, Irvine, Kalifornien
- University of California, Los Angeles, Kalifornien
- University of California, San Diego, Kalifornien
- University of California, San Francisco, Kalifornien
- University of Chicago, Chicago, Illinois
- University of Cincinnati, Cincinnati, Ohio
- University of Colorado, Boulder, Colorado
- University of Fayetteville, Fayetteville, Arkansas
- University of Houston, Houston, Texas
- University of Illinois, Chicago, Illinois

- University of Iowa, Iowa City, Iowa
- University of Florida, Gainesville, Florida
- University of Georgia, Athens, Georgia
- University of Kansas, Kansas City, Kansas
- University of Kentucky Markey Cancer Center, Lexington, Kentucky
- University of Maryland, College Park, Maryland
- University of Massachusetts, Amherst, Massachusetts
- University of Miami, Miami, Florida
- University of Michigan, Ann Arbor, Michigan
- University of Michigan Comprehensive Cancer Center, Ann Arbor, Michigan
- University of Minnesota, Minneapolis, Minnesota
- University of Minnesota, St. Paul, Minnesota
- University of Mississippi, Oxford, Mississippi
- University of Missouri, Columbia, Missouri
- University of Montana, Missoula, Montana
- University of New York, Syracuse, New York
- University of North Carolina, Chapel Hill, North Carlina
- University of Pennsylvania, Philadelphia, Pennsylvania
- University of Pittsburgh, Pittsburgh, Pennsylvania
- University of Rochester, Rochester, New York
- University of South Carolina, Columbia, South Carolina
- University of Tennessee, Knoxville, Tennessee
- University of Texas, Austin, Texas
- University of Texas, Dallas, Texas
- University of Texas, Galveston, Texas
- University of Texas, San Antonio, Texas
- University of Utah, Salt Lake City, Utah
- University of Virginia, Charlottesville, Virginia
- University of Washington, Seattle, Washington
- University of Wisconsin, Madison, Wisconsin
- University of Wyoming, Laramie, Wyoming
- Utah Pain Research Center, Salt Lake City, Utah
- Vanderbilt University, Nashville, Tennessee
- Veterans Affairs New England Healthcare System, West Haven, Connecticut
- Vitamin D Council, San Luis Obispo, Kalifornien
- Wake Forest Baptist Medical Center, Winston-Salem, North Carolina
- Wake Forest University, Winston-Salem, North Carolina
- Walter Reed National Military Medical Center, Bethesda, Maryland

- Washington State University, Pullman, Washington
- Washington State University, Spokane, Washingtom
- Washington University, St. Louis, Missouri
- Weill Cornell Medical College, New York City, New York
- Wheeling Jesuit University, Wheeling, West Virginia
- West Virginia University, Morgantown, West Virginia
- Worcester Polytechnic Institute, Worcester, Massachusetts
- Yale University, New Haven, Connecticut
- Yeshiva University, New York City, New York
- YMCA, Boothbay Harbor, Maine

INTERNATIONAL

- Aarhus University , Aarhus, Dänemark
- Aberdeen Royal Infirmary, Aberdeen, Großbritannien
- Akita University, Akita, Japan
- Alexandria University, Alexandria, Aegypten
- Al-Fateh University, Tripoli, Libyen
- American University of Beirut, Beirut, Libanon
- Australian Catholic University, Banyo, Australien
- Australian National University, Canberra, Australien
- Beijing Institute of Cancer Research, Beijing, China
- British Heart Foundation, Sheldon Birmingham, Großbritannien
- Brunel University, Uxbridge, Großbritannien
- Calgary University, Calgary, Canada
- Camilo Jose Cela University, Madrid, Spanien
- Canadian Hospital for Sick Children Research Institute, Toronto, Canada
- Cancer Research UK, London, Großbritannien
- Catholic University, Leuven, Belgien
- Catholic University of Seoul, Seoul, Süd- Korea
- Chieti-Pescara University, Chieti, Italien
- Chinese University of Hong Kong, Hong Kong
- City University London, London, Großbritannien
- CSM Medical University, Lucknow, Indien
- Daejeon University, Daejeon, Süd Korea
- Defence Institute of Physiology and Allied Sciences, Delhi, Indien
- Ebetsu University, Ebetsu, Japan
- E-Da Hospital, Kaohsiung City, Taiwan
- Erciyes University, Kayseri, Türkei
- European Medicines Agency, London, Großbritannien
- Garden Healing Clinic, Vancouver, Canada

- Glasgow Caledonian University, Glasgow, Großbritannien
- Goethe University, Frankfurt, Deutschland
- Griffith University, Nathan, Australien
- Harokopio University, Athens, Griechenland
- Hospital Dr. Joseph Trueta, Girona, Spanien
- Hospital Universitario Ramon y Cajal, Madrid, Spanien
- Hospital Universitario Reina Sofia de Cordoba, Cordoba, Spanien
- Imperial College, London, Großbritannien
- Institut de Cancerologie de l'Ouest, Nantes, Frankreich
- Institute for Quality and Efficiency in Health Care, Köln, Deutschland
- Institute of Cardiovascular Medical Sciences, Glasgow, Großbritannien
- International Agency for Research on Cancer, Lyon, Frankreich
- International Institute of Herbal Medicine, Luck now, Indien
- International Osteoporosis Foundation, Nyon, Schweiz
- IRCCS-Instituto de Ricerche Farmacologiche Mario Negri, Milan, Italien
- Italian Research Institute on Food and Nutrition, Rome, Italien
- Jagiellonian University, Krakow, Polen
- Jamaia Hamdard University, Delhi, Indien
- Karolinska Institute, Solna, Schweden
- Keiju Medical Center, Nanao City, Japan
- Keio University, Keio, Japan
- King George's Medical University, Lucknow, Indien
- King's College, London, Großbritannien
- Konkuk University, Seoul, Sued-Korea
- Kumamoto University, Kumamoto, Japan
- Kyungpook University, Buk-gu, Sued-Korea
- La Paz University Hospital, La Paz, Spanien
- Leeds Institute of Rheumatic and Muscosceletal Medicine, Leeds, Großbritannien
- Leibniz Research Institute for Environmental Medicine, Düsseldorf, Deutschland
- Leiden University, Leiden, Niederlande
- London Metropolitan University, London, Großbritannien
- London School of Hygiene & Tropical Medicine, London, Grossbritannien
- Maastricht University, Maastricht, Niederlande
- Manchester Metropolitan University, Manchester, Großbritannien
- Marselisborg University Hospital, Marselisborg, Dänemark
- Max Planck Institute for Infection Biology, Berlin, Deutschland
- Max Planck Institute of Psychiatry, München, Deutschland

- McGill University, Montreal, Canada
- McMaster University, Hamilton, Canada
- Memorial University of Newfoundland, St. John's, Canada
- Mimasaka Women's College, Okayama, Japan
- Monash University, Melbourne, Australien
- Morgagni-Pierantoni Hospital, Forli, Italien
- MTT Agrifood Research Finland, Jokioinen, Finnland
- Nagoya City University, Nagoya, Japan
- National Autonomous University of Mexico, Mexico City, Mexico
- National Cancer Institute of Canada, Kingston, Canada
- National Institute for Health and Care Excellence (NICE), London, Großbritannien
- National Institute of Chemistry, Ljubliana, Slowenien
- National Institute of Medical Herbalists, Exeter, Großbritannien
- National Institute of Mental Health and Neurosciences, Bangalore, Indien
- National University of Ireland, Galway, Irland
- New Zealand Institute for Plant & Food Research, Auckland, Neuseeland
- Northumbria University, Newcastle upon Tyne, Großbritannien
- Norwegian Institute of Public Health, Bergen, Norwegen
- Osaka City University, Osaka, Japan
- Plant & Food Research, Auckland, Neuseeland
- Peking University, Peking, China
- Peninsula College of Medicine and Dentistry, Plymouth, Großbritannien
- Plymouth University, Plymouth, Großbritannien
- Qingdao University, Qingdao, China
- Queen's Hospital, Burton-on-Trent, Großbritannien
- Queensland University of Technology, Brisbane, Australien
- Raken Gaken University, Ebetsu, Japan
- RMIT University, Melbourne, Australien
- Rowett Research Institute, Aberdeen, Großbritannien
- Royal Adelaide Hospital, Adelaide, Australien
- Royal Australian College of General Practitioners, Melbourne, Australien
- Royal Hospital for Women, Sydney, Australien
- Ruhr University, Bochum, Deutschland
- RWTH Aachen, Aachen, Deutschland
- Sahlgrenska University Hospital, Gothenburg, Schweden
- Science University Malaysia, Minden, Malaysia
- Selcuk University, Konya, Türkei
- Shahid Behesti University of Medical Sciences, Teheran, Iran

- Shanghai Institute of Pharmaceutical Industry, Shanghai, China
- Sheba Medical Center, Ramat Gan, Israel
- Silbersee Paracelsus Hospital, Hannover, Deutschland
- Skane University Hospital, Malmo, Schweden
- St. Gerardo Hospital, Milan, Italien
- St. George's Hospital Medical School, London, Grossbritannien
- St. Joseph's Hospital, Hamilton, Canada
- St. Michael's Hospital, Toronto, Canada
- St. Thomas Hospital, London, Großbritannien
- Southampton General Hospital, Southampton, Großbritannien
- South Australian Research Institute, Adelaide, Australien
- Swansea University, Swansea, Großbritannien
- Swedish Research Council, Stockholm, Schweden
- Swinburne University of Technology, Melbourne, Australien
- Swollownest Court Hospital, Sheffield, Großbritannien
- Technical University of Darmstadt, Darmstadt, Deutschland
- Teheran University of Medical Sciences, Teheran, Iran
- Tel-Aviv University, Tel-Aviv, Israel
- Telethon Kids Institute, Perth, Australien
- The Silber see Paracelsus Hospital, Hannover, Deutschland
- Thomas Hospital, London, Großbritannien
- Tokyo College of Pharmacy, Tokyo, Japan
- Technical University of Darmstadt, Deutschland
- Toyama Medical and Pharmaceutical University, Toyama, Japan
- Trent University, Peterborough, Canada
- Universiade Camilo Jose Cela, Madrid, Spanien
- Universiade de Navarre, Navarre, Spanien
- Universidad do Vale do Itajai, Itajai, Brasilien
- Universidad Federal da Paraiba, Brasilien
- Universite de Montreal, Montreal, Canada
- University College, Cork, Irland
- University College, London, Großbritannien
- University Hospital Jena, Jena, Deutschland
- University Hospital of Leicester, Leicester, Großbritannien
- University of Adelaide, Adelaide, Australien
- University of Athens, Athens, Griechenland
- University of Basel, Basel, Schweiz
- University of Bern, Bern, Schweiz
- University of Bologna, Bologna, Italien
- University of Bonn, Deutschland
- University of Bristol, Bristol, Großbritannien
- University of British Columbia, Vancouver, Canada

- University of Cambridge, Großbritannien
- University of Copenhagen, Daenemark
- University of Cordoba, Cordoba, Spanien
- University of East Anglia, Norwich, Großbritannien
- University of Eastern Finland, Jönsuu, Finnland
- University of Edinburgh, Edinburgh, Großbritannien
- University of Exeter, Exeter, Großbritannien
- University of Giessen, Giessen, Deutschland
- University of Glasgow, Glasgow, Großbritannien
- University of Gothenburg, Gothenburg, Schweden
- University of Granada, Granada, Spanien
- University of Hong Kong, China
- University of Hull, Großbritannien
- University of Las Palmas de Gran Canaria, Las Palmas de Gran Canaria, Spanien
- University of Leicester, Leicester, Großbritannien
- University of Liverpool, Liverpool, Großbritannien
- University of London, London, Großbritannien
- University of Lund, Schweden
- University of Maastricht, Maastricht, Niederlande
- University of Madrid, Spanien
- University of Malaga, Malaga, Spanien
- University of Manchester, Manchester, Großbritannien
- University of Medical Sciences, Tehran, Iran
- University of Milan, Milan, Italien
- University of Navarra, Pamplona, Spanien
- University of Newcastle, Callaghan, Australien
- University of New South Wales, Sydney, Australien
- University of Otago, Dunedin, Neuseeland
- University of Oxford, Oxford, Großbritannien
- University of Pavia, Pavia, Italien
- University of Pompeu Fabra, Barcelona, Spanien
- University of Portsmouth, Portsmouth, Großbritannien
- University of Quality and Efficiency in Health Care, Koeln, Deutschland
- University of Queensland, Brisbane, Australien
- University of Regensburg, Deutschland
- University of Sao Paulo, Sao Paulo, Brasilien
- University of Sheffield, Sheffield, Großbritannien
- University of Shizuoka, Shizuoka, Japan
- University of Singapore, Singapur
- University of Southern Queensland, Darling Heights, Australien
- University of Southampton, Southampton, Großbritannien

- University of Surrey, Guildford, Großbritannien
- University of Sydney, Sydney, Australien
- University of Tokyo, Tokyo, Japan
- University of Toronto, Toronto, Canada
- University of Tsukuba, Tsukuba, Japan
- University of Ulster, Coleraine, Großbritannien
- University of Vienna, Austria
- University of Warwick, Coventry, Großbritannien
- University of Western Ontario, London, Canada
- University of Western Sydney, Parramatto, Australien
- University of Wollongong, Wollongong, Australien
- Wageningen University, Wageningen, Niederlande
- Wakayama Medical University, Wakayama, Japan
- Weifang Medical University, Shandong, China
- Weizmann Institute, Rehovot, Israel
- Western General Hospital, Edinburgh, Großbritannien
- Women's College Hospital, Toronto, Canada
- World Cancer Research Fund, London, Großbritannien
- World Health Organization (WHO), Genf, Schweiz
- Zhejiang University, Hangzhou, China

PROFIL DES AUTORS

Dr. Mark Fritz, NMD, PhD

... ist als Medizinischer Sachverständiger (Fachbereich Naturmedizin) Mitglied des Bundesverbandes Freier Sachverständiger (BVFS) und von der European Economic Chamber of Trade, Commerce and Industry (EEIG) EU-weit im Fachbereich Naturmedizin anerkannt

Seine internationale Tätigkeit erstreckt sich u.a. als Wissenschaftler bei den Vereinten Nationen (UNESCO in Paris) sowie auf die USA, wo er nicht nur im Bundesstaat North Carolina als Naturmediziner approbiert ist, sondern wo er auch an der Oklahoma State University sowie an der University of Georgia lehrte.

Des Weiteren ist Dr. Fritz Präsident von *New Medical Frontiers, Inc.*, ein global führendes medizinisches Dokumentations- und Informationszentrum mit Sitz ebenfalls in den USA, wo es 1999 gegründet wurde. Die Aufgabe von *New Medical Frontiers, Inc.* besteht darin, die neuesten wissenschaftlichen Erkenntnisse der bekanntesten medizinischen Universitäten und Forschungszentren der USA und weltweit zu erfassen.

In diesem Zusammenhang ist auch die ergänzende Klinik-Weiterbildung von Dr. Fritz im Amazonas-Regenwald – der bekanntlich ‚größten naturmedizinischen Apotheke der Welt' - zu sehen, wo die meisten und effizientesten Heilkräuter der Welt wachsen.

Beide Kompetenzbereiche zu verbinden ist deshalb unerlässlich, weil damit die hohe Potenz der Natur für unsere Gesundheit bestätigt wird.

An beruflichen Zertifizierungen verfügt Dr. Fritz wie folgt:
- Bundesverband Freier Sachverständiger mit Anerkennung von Brüssel für den gesamten EU-Raum
- American Alternative Medical Association
- American Association of Drugless Practitioners
- American College of Wellness

...im Übrigen ist Dr. Mark Fritz *Rotarier.*

Für ergänzende Fragen können Sie Dr. Fritz direkt kontaktieren:

Dr.Mark.Fritz@newmedicalfrontiers.com

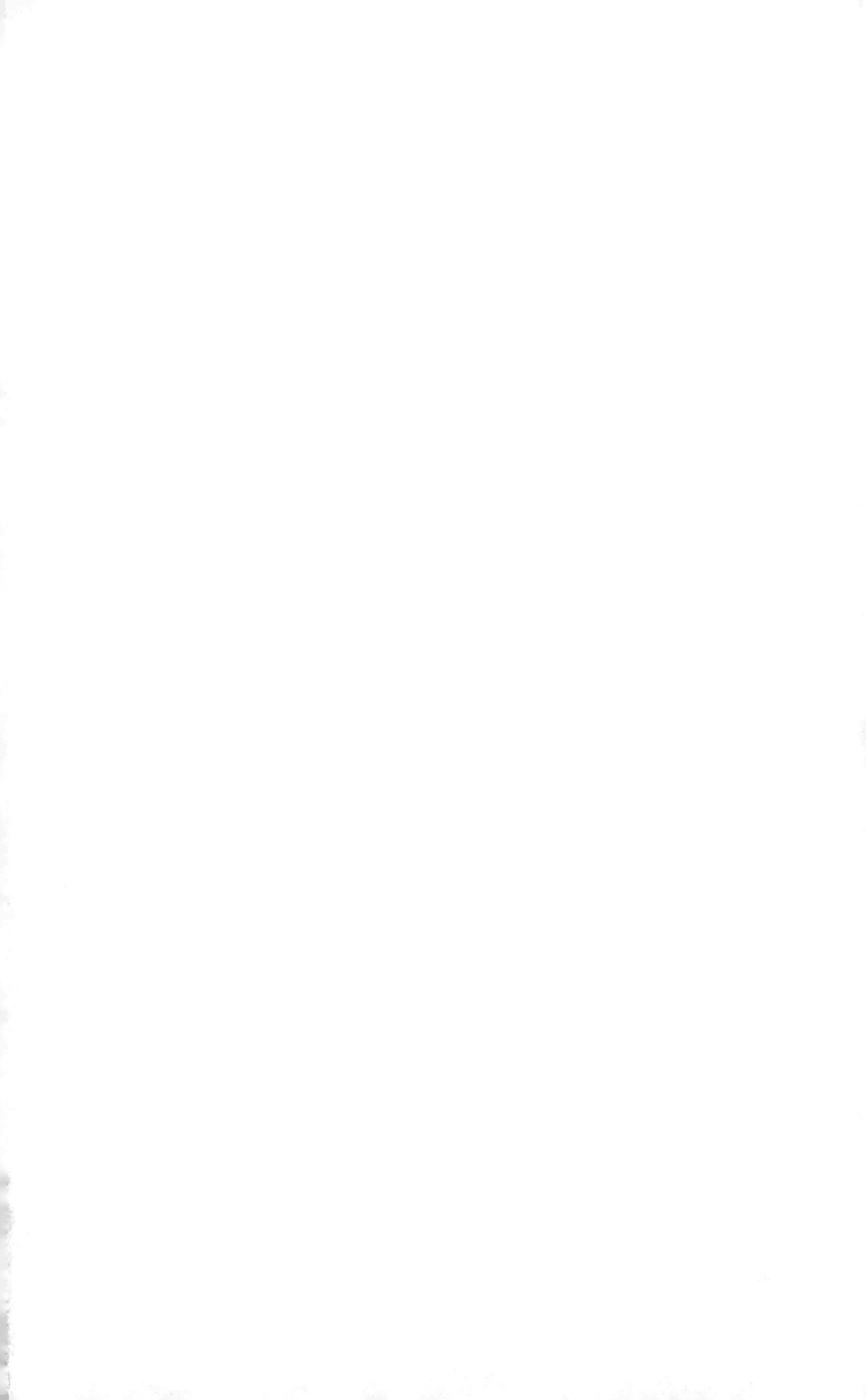